Walid Kamal

Eficácia da fisioterapia torácica na pneumonia pediátrica

Walid Kamal

Eficácia da fisioterapia torácica na pneumonia pediátrica

ScienciaScripts

Imprint

Cover image: www.ingimage.com

This book is a translation from the original published under ISBN 978-3-659-89014-7.

Publisher:
Sciencia Scripts
is a trademark of
Dodo Books Indian Ocean Ltd. and OmniScriptum S.R.L publishing group

120 High Road, East Finchley, London, N2 9ED, United Kingdom
Str. Armeneasca 28/1, office 1, Chisinau MD-2012, Republic of Moldova, Europe
Managing Directors: Ieva Konstantinova, Victoria Ursu
info@omniscriptum.com

Printed at: see last page
ISBN: 978-620-8-54348-8

Eficácia da fisioterapia torácica na pneumonia pediátrica

Por

Walid Kamal Mohammed Abdel Basset[1,2]

1 Professor **Assistente** de Fisioterapia, Departamento de Fisioterapia e Reabilitação, Faculdade de Ciências Médicas Aplicadas, Universidade Príncipe Sattam bin Abdul-Aziz (antiga Universidade Salman bin Abdul-Aziz), Arábia Saudita.

[2] Doutoramento em fisioterapia para doenças cardiovasculares/respiratórias e geriatria, Faculdade de Fisioterapia, Universidade do Cairo. Doutoramento em Fisioterapia, Departamento de Fisioterapia, Hospital Kasr Al Aini, Universidade do Cairo, Egito.

2016

AGRADECIMENTOS

Antes de mais, gostaria de me ajoelhar para agradecer a **ALLAH, o** mais benéfico, que me permitiu realizar este trabalho, como parte da sua generosa ajuda ao longo da minha vida.

Nagwa Mohamed Hamed Badr, Professor de Fisioterapia, Departamento de Distúrbios Cardiovasculares e Respiratórios e Geriatria, Faculdade de Fisioterapia, Universidade do Cairo, pelo seu apoio e conselhos, que me deram a confiança e o encorajamento de que precisava para iniciar e concluir este estudo da melhor forma possível.

Hala Ezz El-Deen Hamed, Professora de Fisioterapia, Departamento de Distúrbios Cardiovasculares e Respiratórios e Geriatria, Faculdade de Fisioterapia, Universidade do Cairo, pelo seu apoio e conselhos, que me deram a confiança e o encorajamento de que necessitava para empreender e concluir este estudo da melhor forma possível.

Estou profundamente grato à **Dr.ª Shereen Hamed Elsayed**, Professora de Fisioterapia para Distúrbios Cardiovasculares e Respiratórios e Geriatria na Faculdade de Fisioterapia da Universidade do Cairo, pela sua amável ajuda, encorajamento constante e conselhos.

- Os meus agradecimentos especiais à minha mãe, ao meu pai, à minha mulher (**Rouwaida Wahba**), às minhas filhas **(Watin e Larin**) e a toda a minha família pela sua ajuda e apoio constantes.
- **Gopal Nambi** e **Tamer Elnegamy**, professores assistentes no Departamento de Fisioterapia e Reabilitação, Faculdade de Ciências Médicas Aplicadas, Universidade Prince Sattam Bin Abdul-Aziz, pela sua ajuda e apoio.
- Por último, gostaria de agradecer calorosamente a todos os pais das crianças que participaram neste estudo.

EFEITO DA FISIOTERAPIA TORÁCICA NA PEDIATRIA HOSPITALIZADO COM PNEUMONIA

Walid Kamal Mohamed Abdel-Basset[1,2]

[1] Professor Assistente de Fisioterapia, Departamento de Fisioterapia e Reabilitação, Faculdade de Ciências Médicas Aplicadas, Universidade Príncipe Sattam bin Abdul-Aziz (antiga Universidade Salman bin Abdul-Aziz), Arábia Saudita.

[2] Doutoramento em fisioterapia para doenças cardiovasculares/respiratórias e geriatria, Faculdade de Fisioterapia, Universidade do Cairo. Doutoramento em Fisioterapia, Departamento de Fisioterapia, Hospital Kasr Al Aini, Universidade do Cairo, Egito.

Autor correspondente :

Walid Kamal Mohammed Abdelbasset, Professor Assistente, Departamento de Fisioterapia e Reabilitação, Faculdade de Ciências Médicas Aplicadas, Universidade Príncipe Sattam bin Abdul-Aziz (antiga Universidade Salman bin Abdul-Aziz), Alkharj, Arábia Saudita.

Correio eletrónico : walidkamal.wr@gmail.com

Telemóvel: 00966561014872, 00201120476264

Resumo

Justificação e objectivos do estudo: A pneumonia é uma das principais causas de morte em todos os grupos etários, com quatro milhões de mortes por ano, especialmente em crianças com menos de cinco anos. A fisioterapia torácica tem sido utilizada para tratar crianças hospitalizadas por pneumonia, mas faltam provas científicas do seu efeito benéfico em pediatria.
Objectivos: O objetivo deste estudo foi avaliar o efeito da fisioterapia respiratória em crianças hospitalizadas com pneumonia.
Métodos: Foi realizado um ensaio aleatório controlado no Hospital Pediátrico Universitário, nos Hospitais da Universidade do Cairo. Foram selecionadas 50 crianças com idades compreendidas entre os 29 dias e os 5 anos, hospitalizadas com pneumonia entre outubro de 2014 e janeiro de 2015, 25 das quais foram aleatorizadas para o grupo de estudo (fisioterapia torácica e tratamento padrão da pneumonia) e 25 para o grupo de controlo (tratamento padrão da pneumonia sem fisioterapia torácica). A medida primária foi o tempo até à resolução clínica. As medidas secundárias foram as alterações na frequência respiratória e na saturação arterial de oxigénio.
Resultados: Houve diferenças significativas na mediana do tempo até à resolução clínica (4,0 vs 7,0 dias, p=0,012) e o grupo de estudo teve maior melhoria na frequência respiratória (40 a 30 b/m vs 39 a 34 b/m) e na saturação arterial de oxigénio (93 a 98% vs 93 a 95%) do que o grupo de controlo.
Conclusões: Concluiu-se que a fisioterapia respiratória conduziu a melhorias significativas nas crianças hospitalizadas com pneumonia.

Palavras-chave: Fisioterapia torácica, Pneumonia, Pediatria.

Conteúdo

Capítulo I
INTRODUÇÃO

A pneumonia é uma doença inflamatória dos pulmões que afecta principalmente os sacos de ar microscópicos chamados alvéolos [1,2]. É geralmente causada por uma infeção viral ou bacteriana e, mais raramente, por outros microrganismos, certos medicamentos e outras condições, como doenças auto-imunes [1,3].

Os sinais e sintomas típicos incluem tosse, dores no peito, febre e dificuldades respiratórias. Os meios de diagnóstico incluem radiografias e cultura de expetoração. Estão disponíveis vacinas para prevenir certos tipos de pneumonia. O tratamento depende da causa subjacente. A pneumonia que se presume ser bacteriana é tratada com antibióticos. Se a pneumonia for grave, o doente é geralmente internado num hospital [4].

A pneumonia é uma doença comum, que afecta cerca de 450 milhões de pessoas por ano em todas as regiões do mundo [5]. É uma das principais causas de morte em todos os grupos etários, sendo responsável por 4 milhões de mortes (7% de todas as mortes a nível mundial) por ano [5,6]. As taxas são mais elevadas nas crianças com menos de cinco anos e nos adultos com mais de 75 anos [5]. É cerca de cinco vezes mais comum nos países em desenvolvimento do que nos países desenvolvidos, sendo a pneumonia viral responsável por cerca de 200 milhões de casos ([5]). Em 2009, nos Estados Unidos, a pneumonia foi a oitava principal causa de morte [7].

Em 2008, a pneumonia afectou cerca de 156 milhões de crianças (151 milhões nos países em desenvolvimento e 5 milhões nos países desenvolvidos) [5].

Em 2010, causou 1,3 milhões de mortes, ou seja, 18% de todas as mortes de crianças com menos de cinco anos, 95% das quais ocorreram em países em desenvolvimento [5,8,9]. Os países com o maior peso da doença são a Índia (43 milhões), a China (21 milhões) e o Paquistão (10 milhões) [10]. É a principal causa de morte entre as crianças nos países de baixo rendimento. Muitas destas mortes ocorrem durante o período neonatal [5,6].

A Organização Mundial de Saúde estima que uma em cada três mortes de recém-nascidos se deve à pneumonia [11]. Cerca de metade destas mortes são evitáveis, uma vez que são causadas por bactérias para as quais existe uma vacina eficaz [12].

Em 2011, a pneumonia foi o motivo mais comum de internamento hospitalar após uma consulta de urgência nos EUA para bebés e crianças [13].

A aplicação da fisioterapia torácica como adjuvante no tratamento de crianças hospitalizadas com pneumonia continua a ser discutível. Por um lado, a fisioterapia torácica tem sido, e continua a ser, amplamente aplicada a doentes com pneumonia na prática pediátrica com base na crença dos benefícios desta modalidade na evacuação de exsudados inflamatórios e secreções traqueobrônquicas, na eliminação da obstrução das vias aéreas, na diminuição da resistência das vias aéreas, na melhoria das trocas gasosas e na diminuição do trabalho respiratório [14,15,16].

Por outro lado, não existem provas científicas sólidas da eficácia da fisioterapia torácica em crianças hospitalizadas com pneumonia. As diretrizes da British Thoracic Society para o tratamento da pneumonia em crianças recomendam que a fisioterapia respiratória não é benéfica e não deve ser utilizada em crianças com pneumonia [17]; no entanto, estas recomendações baseiam-se principalmente nos resultados de dois ensaios clínicos aleatórios, um em adultos e outro em crianças [18,19]. Além disso, a validade do primeiro ensaio clínico em crianças é questionável devido à pequena dimensão da amostra, à exclusão de doentes com pneumonia bacteriana presumida e a uma aleatorização e ocultação inadequadas. Por conseguinte, são necessários mais dados de ensaios aleatórios de alta qualidade para fazer uma recomendação mais precisa sobre a utilização da fisioterapia respiratória na pneumonia aguda em crianças [19].

Declaração do problema :

A fisioterapia respiratória tem efeito nas crianças hospitalizadas com pneumonia?

Objetivo do estudo :

O objetivo deste estudo foi avaliar o efeito da fisioterapia respiratória em crianças hospitalizadas com pneumonia. Partiu-se da hipótese de que a fisioterapia respiratória, para além do tratamento padrão, poderia melhorar a resolução clínica de crianças hospitalizadas com pneumonia.

Importância do estudo :

A pneumonia é uma das principais causas de morte em todos os grupos etários, com quatro milhões de mortes por ano, especialmente em crianças com menos de cinco anos. A fisioterapia torácica tem sido utilizada no tratamento de crianças hospitalizadas por pneumonia, mas faltam provas científicas do seu efeito benéfico em pediatria [5]. O presente estudo investigou o efeito da fisioterapia respiratória em crianças hospitalizadas com pneumonia. Além disso, este estudo forneceu mais apoio ao conceito de fisioterapia respiratória, representando uma melhoria significativa na saúde pediátrica.

Pressuposto:

Foi colocada a hipótese de que a fisioterapia torácica, ao complementar o tratamento padrão, poderia melhorar a resolução clínica de crianças hospitalizadas com pneumonia.

Capítulo II
REVISÃO DA LITERATURA

A pneumonia é definida como uma doença inflamatória dos pulmões que afecta principalmente os sacos de ar microscópicos denominados alvéolos [20,21]. Os sinais e sintomas típicos são tosse acompanhada de catarro, dor no peito, febre e dificuldades respiratórias [22].

Os sintomas da pneumonia podem variar de ligeiros a graves ([23]). As pessoas idosas ou muito jovens podem não apresentar sintomas típicos [24]. Normalmente, os doentes começam a melhorar no prazo de três dias após o início do tratamento, mas podem sentir-se cansados durante mais de um mês [23].

A pneumonia pode ser causada por uma infeção viral ou bacteriana e, menos frequentemente, por outros microrganismos, certos medicamentos e doenças como as doenças auto-imunes [20,25]. Os factores de risco incluem outras doenças pulmonares, como a fibrose quística, a DPOC e a asma, a diabetes, a insuficiência cardíaca, um historial de tabagismo, uma fraca capacidade de tosse, por exemplo, na sequência de um acidente vascular cerebral, ou um sistema imunitário enfraquecido [26].

O diagnóstico de pneumonia baseia-se frequentemente nos sintomas e no exame físico. A radiografia do tórax, as análises ao sangue e a cultura da expetoração podem ajudar a confirmar o diagnóstico [27]. A doença pode ser classificada de acordo com o local onde foi contraída: pneumonia adquirida na comunidade, pneumonia adquirida no hospital ou pneumonia associada aos cuidados de saúde [28].

Existem vacinas disponíveis para prevenir certos tipos de pneumonia. Outros métodos de prevenção incluem lavar as mãos e não fumar [29]. O tratamento depende da causa subjacente. Se a pneumonia for grave, o doente é normalmente internado num hospital [23].

A pneumonia bacteriana é tratada com antibióticos e pode ser utilizada oxigenoterapia se os níveis de oxigénio forem baixos [30].

A pneumonia afecta cerca de 450 milhões de pessoas em todo o mundo (7% da população) e causa cerca de 4 milhões de mortes por ano [31,32]. No século XIX, William Osler descreveu a pneumonia como "o capitão dos homens da morte" [33]. Com a introdução de antibióticos e vacinas no século XX, a sobrevivência melhorou [31].

No entanto, nos países em desenvolvimento, entre os muito idosos, os muito jovens e os doentes crónicos, a pneumonia continua a ser uma das principais causas de morte [31,34]. A pneumonia permite, muitas vezes, abreviar o sofrimento de pessoas já próximas da morte, razão pela qual foi apelidada de "amiga dos idosos" [35].

Sinais e sintomas de pneumonia

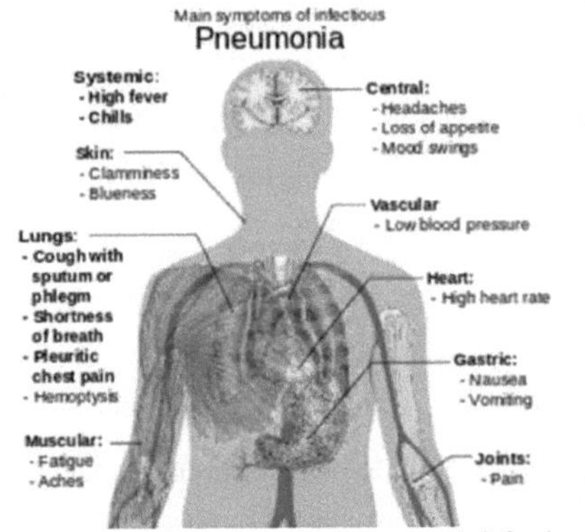

Symptom frequency [36]	
Symptom	Frequency
Cough	79–91%
Fatigue	90%
Fever	71–75%
Shortness of breath	67–75%
Sputum	60–65%
Chest pain	39–49%

Figura 1: Principais sintomas da pneumonia infecciosa

As pessoas com pneumonia infecciosa apresentam frequentemente uma tosse produtiva, febre acompanhada de arrepios, falta de ar, dor torácica aguda ou lancinante aquando de inalações profundas e uma frequência respiratória rápida. Nos idosos, a confusão pode ser o sinal mais proeminente [37].

Os sinais e sintomas típicos das crianças com menos de cinco anos são febre, tosse e respiração rápida ou difícil. A febre não é muito específica, uma vez que está presente em muitas outras doenças comuns e pode estar ausente em pessoas que sofrem de doenças graves, desnutrição ou idosos [38].

Além disso, a tosse está frequentemente ausente em crianças com menos de 2 meses de idade. Os sinais e sintomas mais graves nas crianças podem incluir pele azulada, recusa em beber, convulsões, vómitos contínuos, temperaturas extremas ou diminuição do nível de consciência [39,40].

As causas bacterianas e virais de pneumonia apresentam geralmente sintomas semelhantes [40]. Alguns casos estão associados a caraterísticas clínicas clássicas mas não específicas. A pneumonia causada por Legionella pode ser acompanhada de dor abdominal, diarreia ou confusão [41], enquanto a pneumonia causada por Streptococcus pneumonia está associada a uma expetoração cor de ferrugem [42] e a pneumonia causada por Klebsiella pode ser acompanhada de expetoração sanguinolenta frequentemente descrita como "geleia de groselha" [36].

A expetoração com sangue (hemoptise) também pode ocorrer na tuberculose, na pneumonia por Gram-negativos e nos abcessos pulmonares, bem como, mais frequentemente, na bronquite aguda. A pneumonia por Mycoplasma pode estar associada a gânglios linfáticos inchados no pescoço, dores nas articulações ou infeção do ouvido médio [39].

A pneumonia viral manifesta-se mais frequentemente por pieira do que a pneumonia bacteriana [40]. Historicamente, a pneumonia tem sido dividida em "típica" e "atípica" com base na crença de que a apresentação prevê a causa subjacente. No entanto, esta distinção não tem sido apoiada por provas e, por conseguinte, já não é realçada [43].

Causas da pneumonia

A pneumonia deve-se a infecções causadas principalmente por bactérias ou vírus e, mais raramente, por fungos e parasitas. Embora tenham sido identificadas mais de 100 estirpes de agentes infecciosos, apenas algumas são responsáveis pela maioria dos casos. As infecções mistas virais e bacterianas podem ser responsáveis por até 45% das infecções em crianças e 15% das infecções em adultos [13]. O agente causador pode não ser isolado em cerca de metade dos casos, apesar de testes meticulosos [35].

O termo pneumonia é por vezes aplicado de forma mais ampla a qualquer condição que envolva inflamação dos pulmões (causada, por exemplo, por doenças auto-imunes, queimaduras químicas ou reacções a medicamentos); no entanto, esta inflamação é mais corretamente referida como pneumonite [44,45].

As condições e os factores de risco que predispõem à pneumonia incluem o tabagismo, a imunodeficiência, o alcoolismo, a doença pulmonar obstrutiva crónica, a asma, a doença renal crónica e a doença hepática [39,46].

A utilização de medicamentos antiácidos, como os inibidores da bomba de protões ou os bloqueadores H2, está associada a um risco acrescido de pneumonia [47]. O risco é também mais elevado nos idosos [39].

1. **Pneumonia bacteriana :**

As bactérias são a causa mais comum de pneumonia adquirida na comunidade, sendo o Streptococcus pneumonia isolado em quase 50% dos casos [48,49]. Outras bactérias frequentemente isoladas são Haemophilus influenza em 20% dos casos, Chlamydophila pneumonia em 13% dos casos e Mycoplasma pneumonia em 3% dos casos [48], Staphylococcus aureus, Moraxella catarrhalis, Legionella pneumophila e bacilos Gram-negativos [35].

Algumas versões resistentes aos medicamentos das infecções acima referidas estão a tornar-se cada vez mais comuns, incluindo a pneumonia estreptocócica resistente aos medicamentos (MRSP) e o staphylococcus aureus resistente à meticilina (MRSA0 ([39]).

A propagação dos organismos é facilitada pela presença de factores de risco [35]. O alcoolismo está associado à pneumonia estreptocócica, aos organismos anaeróbios e ao Mycobacterium tuberculosis; o tabagismo facilita os efeitos da pneumonia estreptocócica, do Haemophilus influenza, da Moraxella catarrhalis e da Legionella pneumophila. A exposição a aves está associada à Chlamydia psittaci, a animais de criação à Coxiella burnetti, a aspiração de conteúdo estomacal a organismos anaeróbios e a fibrose quística a Pseudomonas aeruginosa e Staphylococcus aureus. A pneumonia por Streptococcus é mais comum no inverno [35] e deve ser suspeitada em pessoas que aspiram grandes quantidades de organismos anaeróbios [39].

2. Pneumonia viral :

Nos adultos, os vírus são responsáveis por cerca de um terço e, nas crianças, por cerca de 15% dos casos de pneumonia [31,50]. Os agentes mais frequentemente implicados são o rinovírus, o coronavírus, o vírus da gripe, o vírus sincicial respiratório (VSR), o adenovírus e o vírus para-influenza [31,51]. O vírus do herpes simplex raramente causa pneumonia, exceto em recém-nascidos, doentes com cancro, doentes transplantados e pessoas com queimaduras graves [52].

As pessoas que foram submetidas a transplantes de órgãos ou que estão imunocomprometidas de outra forma têm taxas elevadas de pneumonia por citomegalovírus [50,52]. As pessoas que sofrem de infecções virais podem ficar infectadas secundariamente com as bactérias Streptococcus pneumonia, Staphylococcus aureus ou Haemophilus influenza, particularmente na presença de outros problemas de saúde [39,50].

Diferentes vírus predominam em diferentes alturas do ano; durante a época da gripe, por exemplo, a gripe pode ser responsável por mais de metade de todos os casos virais. Ocasionalmente, ocorrem também epidemias de outros vírus, nomeadamente os vírus hanta e corona [50].

3. **Pneumonia fúngica :**

A pneumonia fúngica é uma causa pouco frequente, mas ocorre mais frequentemente em pessoas com o sistema imunitário enfraquecido devido à SIDA, a medicamentos imunossupressores ou a outras condições médicas [35,53]. É mais frequentemente causada por Histoplasma capsulatum, Blastomyces, Cryptococcus neoformans, Pneumocystis jiroveci (Pneumocystis pneumonia) e Coccidioides immitis. A histoplasmose é mais comum na bacia do Mississipi e a coccidioidomicose é mais comum no sudoeste dos Estados Unidos [35]. O número de casos aumentou na segunda metade do século XX, como resultado do aumento das viagens e dos níveis mais elevados de imunossupressão na população [53].

Pneumonia parasitária :

Vários parasitas podem afetar os pulmões, incluindo o Toxoplasma gondii, o Strongyloides stercoralis, o Ascaris lumbricoides e o Plasmodium malaria. Estes organismos entram geralmente no corpo através de contacto direto com a pele, ingestão ou através de um inseto vetor. Com a exceção do Paragonimus westermani, a maioria dos parasitas não afecta especificamente os pulmões, mas afecta-os secundariamente noutros locais [54].

Alguns parasitas, particularmente os pertencentes aos géneros Ascaris e Strongyloides, estimulam uma forte resposta eosinofílica, que pode levar a uma pneumonia eosinofílica. Noutras infecções, como a malária, o envolvimento dos pulmões deve-se principalmente à inflamação sistémica induzida por citocinas. Nos países desenvolvidos, estas infecções são mais comuns entre as pessoas que regressam de viagens ou entre os imigrantes [54]. A nível mundial, estas infecções são mais comuns em indivíduos imunocomprometidos [55].

4. **Pneumonia intersticial idiopática :**

A pneumonia intersticial idiopática ou pneumonia não infecciosa é uma classe de doenças pulmonares difusas. Incluem lesões alveolares difusas, pneumonia em organização, pneumonia intersticial inespecífica, pneumonia intersticial linfocítica, pneumonia intersticial descamativa, bronquiolite intersticial respiratória e pneumonia intersticial habitual [56,57].

Fisiopatologia da pneumonia

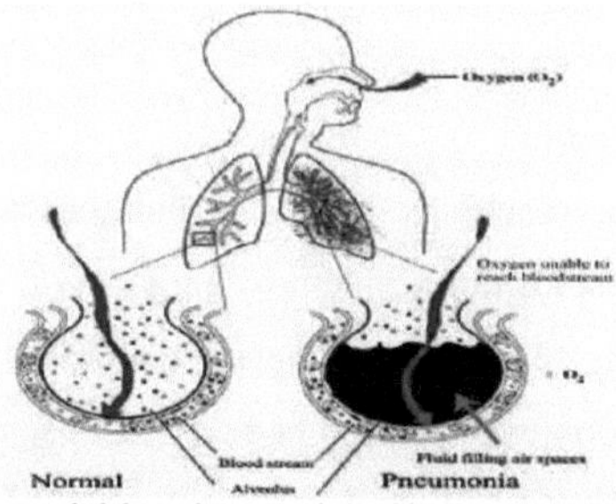

Figura 2: A pneumonia enche os alvéolos pulmonares de líquido, o que prejudica a oxigenação. O alvéolo à esquerda é normal, enquanto o alvéolo à direita está cheio de líquido devido à pneumonia.

A pneumonia começa frequentemente como uma infeção do trato respiratório superior que se espalha para o trato respiratório inferior. Trata-se de uma pneumonia (inflamação dos pulmões) associada a uma consolidação (presença de líquido em espaços normalmente cheios de ar) [58,59].

Mecanismo viral :

Os vírus podem chegar aos pulmões por diferentes vias. O vírus sincicial respiratório é geralmente contraído quando as pessoas tocam em objectos contaminados e depois tocam nos olhos ou no nariz. Uma vez nas vias respiratórias superiores, os vírus podem chegar aos pulmões, onde invadem as células que revestem as vias respiratórias, os alvéolos ou o parênquima pulmonar [50].

Outras infecções virais ocorrem quando gotículas contaminadas são inaladas através da boca ou do nariz [39]. Alguns vírus, como o sarampo e o herpes simplex, podem atingir os pulmões através da corrente sanguínea [60]. A invasão dos pulmões pode levar a vários graus de morte celular. Quando o sistema imunitário reage à infeção, os pulmões podem ser ainda mais danificados [50].

São sobretudo os glóbulos brancos, principalmente as células mononucleares, que geram a inflamação [60]. Para além de danificarem os pulmões, muitos vírus afectam simultaneamente outros órgãos, perturbando outras funções do organismo. Os vírus também tornam o corpo mais suscetível à infeção bacteriana, pelo que a pneumonia bacteriana pode aparecer como uma doença comórbida [51].

Mecanismo bacteriano :

A maioria das bactérias entra nos pulmões através de pequenas aspirações de organismos que residem na garganta ou no nariz [39]. Metade das pessoas normais têm estas pequenas aspirações enquanto dormem. Embora a garganta contenha sempre bactérias, as bactérias potencialmente infecciosas apenas residem aí em determinadas alturas e sob determinadas condições [43].

Uma minoria de tipos de bactérias, como a Mycobacterium tuberculosis e a Legionella pneumophila, chega aos pulmões através de gotículas contaminadas transportadas pelo ar [21]. As bactérias podem também propagar-se através da corrente sanguínea [40]. Uma vez nos pulmões, as bactérias podem invadir os espaços entre as células e entre os alvéolos, onde os macrófagos e os neutrófilos (glóbulos brancos defensivos) tentam inativar as bactérias [61].

Os neutrófilos também libertam citocinas, provocando uma ativação geral do sistema imunitário. Isto leva a febre, arrepios e fadiga, que são comuns na pneumonia bacteriana [62]. Os neutrófilos, as bactérias e o líquido dos vasos sanguíneos circundantes enchem os alvéolos, levando à consolidação observada na radiografia do tórax [63].

Diagnóstico de pneumonia

A pneumonia é geralmente diagnosticada com base numa combinação de sinais físicos e numa radiografia do tórax [64]. No entanto, a causa subjacente pode ser difícil de confirmar, uma vez que não existe um teste definitivo para distinguir uma origem bacteriana de uma origem não bacteriana [31,64]. A Organização Mundial de Saúde definiu clinicamente a pneumonia nas crianças com base na tosse ou na dificuldade em respirar, na frequência respiratória acelerada, no aperto do peito ou na diminuição do nível de consciência [65].

Uma frequência respiratória rápida é definida como superior a 60 respirações por minuto em crianças com menos de 2 meses de idade, 50 respirações por minuto em crianças com idades entre 2 meses e 1 ano, ou 40 respirações por minuto em crianças com idades entre 1 e 5 anos [65].

Nas crianças, o aumento da frequência respiratória e o retraimento da parte inferior do tórax são mais sensíveis do que a auscultação das crepitações torácicas com um estetoscópio [38]. O grunhido e a dilatação nasal podem ser outros sinais úteis em crianças com menos de cinco anos [66].

Em geral, nos adultos, as investigações não são necessárias em casos ligeiros. O risco de pneumonia é muito baixo se todos os sinais vitais e a auscultação forem normais. Nas pessoas que necessitam de hospitalização, recomenda-se a realização de oximetria de pulso, radiografia torácica e análises sanguíneas, incluindo hemograma completo, electrólitos séricos, nível de proteína C-reactiva e, possivelmente, testes de função hepática [67,68].

O diagnóstico de uma doença semelhante à gripe pode ser feito com base nos sinais e sintomas, mas a confirmação de uma infeção por gripe requer um teste. Por conseguinte, o tratamento baseia-se frequentemente na presença de gripe na comunidade ou num teste rápido à gripe [69].

- **Exame físico, diagnóstico :**

O exame físico pode por vezes revelar pressão arterial baixa, frequência cardíaca elevada ou saturação de oxigénio baixa. A frequência respiratória pode ser mais rápida do que o normal, o que pode ocorrer um ou dois dias antes do aparecimento de outros sinais ([39],43).

O exame do tórax pode ser normal, mas pode mostrar uma diminuição da expansão do tórax no lado afetado. Os sons respiratórios ásperos provenientes das vias aéreas maiores através do pulmão inflamado são designados por respiração brônquica e são ouvidos na auscultação com um estetoscópio. Podem ouvir-se crepitações (estertores) sobre a área afetada durante a inspiração [39].

A percussão pode ser atenuada no pulmão afetado e a ressonância vocal aumentada em vez de diminuída distingue a pneumonia do derrame pleural [37].

- **Diagnóstico por imagem :**

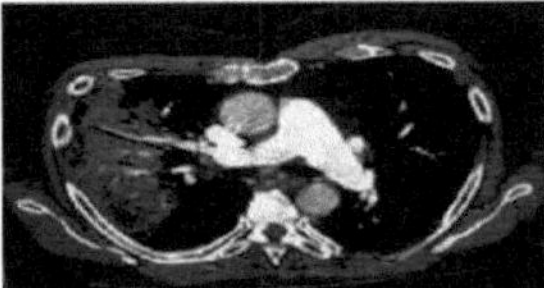

Figura 3: Tomografia computadorizada do tórax mostrando pneumonia do lado direito (lado esquerdo da imagem)

A radiografia do tórax é frequentemente utilizada para o diagnóstico. Nos casos ligeiros, a imagiologia só é necessária se houver potenciais complicações, se não houver melhoria com o tratamento ou se houver incerteza quanto à causa da doença. Se uma pessoa estiver suficientemente doente para necessitar de hospitalização, recomenda-se a realização de uma radiografia ao tórax. Os resultados nem sempre correspondem à gravidade da doença e não podem distinguir de forma fiável uma infeção bacteriana de uma infeção viral [38,67].

As apresentações radiográficas da pneumonia podem ser classificadas como pneumonia lobar, broncopneumonia (também conhecida como pneumonia lobular) e pneumonia intersticial [70].

A pneumonia bacteriana adquirida na comunidade apresenta-se normalmente com consolidação pulmonar de um lobo segmentar do pulmão, conhecida como pneumonia lobar. No entanto, os resultados podem variar e outros padrões são comuns noutros tipos de pneumonia. A pneumonia por aspiração pode apresentar-se com opacidades bilaterais, principalmente na base dos pulmões e no lado direito [48].

As radiografias da pneumonia viral podem parecer normais, hiperinsufladas, com áreas bilaterais irregulares, ou semelhantes às da pneumonia bacteriana com consolidação lobar ([48]).

Os achados radiológicos podem não estar presentes nas fases iniciais da doença, particularmente em casos de desidratação, ou podem ser difíceis de interpretar em indivíduos obesos ou com antecedentes de doença pulmonar. Uma tomografia computorizada pode fornecer informações adicionais em casos indeterminados [39,48].

- Diagnóstico microbiológico :

Nos doentes tratados na comunidade, a determinação do agente causador não é rentável e, geralmente, não altera o tratamento [38].

Para as pessoas que não respondem ao tratamento, deve ser considerada uma cultura de expetoração e uma cultura de Mycobacterium tuberculosis deve ser feita em pessoas com tosse produtiva crónica. A pesquisa de outros organismos específicos pode ser recomendada em caso de epidemia, por razões de saúde pública [67].

Nas pessoas hospitalizadas devido a uma doença grave, recomenda-se a colheita de culturas de escarro e de sangue e a análise de urina para deteção de antigénios de Legionella e Streptococcus ([67,71]).

As infecções virais podem ser confirmadas pela deteção do vírus ou dos seus antigénios através de cultura ou da reação em cadeia da polimerase (PCR), entre outras técnicas. O agente causador é determinado em apenas 15% dos casos utilizando testes microbiológicos de rotina [31,37].

- Classificação da pneumonia :

Pneumonite é a inflamação dos pulmões; pneumonia é a pneumonite, geralmente devida a uma infeção, mas por vezes não infecciosa, que se caracteriza igualmente por uma consolidação pulmonar [72].

A pneumonia é mais frequentemente classificada de acordo com o local ou a forma como é adquirida: pneumonia adquirida na comunidade, pneumonia por aspiração, pneumonia associada aos cuidados de saúde, pneumonia adquirida no hospital e pneumonia associada à ventilação mecânica ([48]).

Também pode ser classificada de acordo com a zona do pulmão afetada: pneumonia lobar, pneumonia brônquica e pneumonia intersticial aguda; ou de acordo com o organismo responsável. A pneumonia infantil também pode ser classificada de acordo com os sinais e sintomas: não grave, grave ou muito grave ([48],73,74).

O contexto em que a pneumonia se desenvolve é importante para o tratamento, uma vez que ajuda a determinar os agentes patogénicos suspeitos, os mecanismos prováveis, os antibióticos que podem funcionar ou falhar e as complicações que podem ser esperadas em função do estado de saúde da pessoa em causa [75,76].

1- Pneumonia adquirida na comunidade (PAC) :

A pneumonia adquirida na comunidade (PAC) é contraída na comunidade, fora das instituições de saúde. Em comparação com a pneumonia associada aos cuidados de saúde, é menos provável que envolva bactérias multirresistentes. Embora as bactérias multirresistentes já não sejam raras na PAC, são ainda menos prováveis [75,76].

2- Pneumonia associada aos cuidados de saúde (PAH) :

A pneumonia associada aos cuidados de saúde (PAH) é qualquer pneumonia associada aos cuidados de saúde, quer seja num hospital, numa clínica de ambulatório, num lar de idosos ou num ambiente de cuidados domiciliários. Estes dois últimos ambientes poderiam ser considerados ambientes comunitários, exceto que estão geralmente relacionados com os cuidados de saúde através da proximidade e da interação com outras pessoas que visitaram recentemente instalações de cuidados de saúde, tais como enfermeiros, médicos e vizinhos em lares de idosos. Na década de 2010, reconheceu-se que estes tipos de pneumonia são atualmente mais bem considerados como HCAP do que como CAP. A HCAP é por vezes referida como MCAP (pneumonia associada a cuidados médicos) [75,76].

3- Pneumonia adquirida no hospital (PAH) :

A pneumonia adquirida no hospital é contraída no hospital (especificamente, a pneumonia que ocorre 48 horas ou mais após a admissão e que não estava em incubação no momento da admissão) e, como tal, é provável que envolva infecções adquiridas no hospital, com um risco mais elevado de agentes patogénicos multirresistentes. Além disso, como os doentes internados estão frequentemente doentes (o que explica a sua presença no hospital), as co-morbilidades são um problema [75,76].

4- Pneumonia associada à ventilação mecânica (PAV) :

A pneumonia associada ao ventilador ocorre em pessoas que respiram com o auxílio de ventilação mecânica (mais precisamente, é a pneumonia que ocorre mais de 48 a 72 horas após a entubação endotraqueal). Como qualquer dispositivo médico, os ventiladores apresentam um certo risco de infeção, uma vez que é difícil evitar que as bactérias colonizem as partes internas e as superfícies, mesmo com uma limpeza cuidadosa. As pessoas que necessitam de um ventilador estão normalmente bastante doentes à partida, pelo que nem sempre é fácil tratar a pneumonia sobreposta. A imunodeficiência pode estar envolvida devido a um estado nutricional deficiente e a quaisquer condições de co-morbilidade [75,76].

5- Pneumonia adquirida em lares de idosos (NHAP) :

A pneumonia adquirida num lar de idosos é contraída durante a prestação de cuidados num lar de idosos. Um lar de idosos é um local onde, mesmo que um residente não tenha sido hospitalizado recentemente, os seus vizinhos já o foram e os profissionais de saúde já o visitaram. Este facto, juntamente com as co-morbilidades tipicamente associadas à idade avançada, explica por que razão a PNH é agora mais bem considerada como uma forma de HCAP e é mais provável que se assemelhe à HAP nas suas causas e caraterísticas do que a PAC em geral, necessitando de uma cobertura antibiótica mais alargada [75].

- Diagnóstico diferencial de pneumonia :

Várias doenças podem apresentar sinais e sintomas semelhantes aos da pneumonia, como a doença pulmonar obstrutiva crónica (DPOC), a asma, o edema pulmonar, as bronquiectasias, o cancro do pulmão e as embolias pulmonares. Ao contrário da pneumonia, a asma e a DPOC apresentam-se geralmente com pieira, o edema pulmonar com um eletrocardiograma anormal, o cancro e as bronquiectasias com uma tosse de maior duração e a embolia pulmonar com dor torácica aguda e falta de ar [37].

Prevenir a pneumonia

A prevenção inclui a vacinação, medidas ambientais e tratamento adequado de outros problemas de saúde. Estima-se que, se fossem instituídas medidas preventivas adequadas a nível mundial, a mortalidade infantil poderia ser reduzida em 400 000; e se o tratamento adequado estivesse universalmente disponível, a mortalidade infantil poderia ser reduzida em mais 600 000 [38,401].

1. **Vacinação :**

A vacinação previne certas pneumonias bacterianas e virais em crianças e adultos. As vacinas contra a gripe são moderadamente eficazes na prevenção dos sintomas da gripe [31,77].

O Centro de Controlo e Prevenção de Doenças (CDC) recomenda a vacinação anual para todas as pessoas com idade igual ou superior a 6 meses. A vacinação dos profissionais de saúde reduz o risco de pneumonia viral nos seus doentes [71,78].

A vacinação contra a gripe Haemophilus e a pneumonia por Streptococcus está bem apoiada. A vacinação de crianças contra a pneumonia estreptocócica levou a uma redução da incidência destas infecções em adultos, uma vez que muitos adultos contraem infecções a partir de crianças [58].

Está disponível uma vacina contra a pneumonia estreptocócica para adultos, que demonstrou reduzir o risco de doença pneumocócica invasiva. A tosse convulsa, a varicela e o sarampo são outras vacinas com um efeito protetor comprovado contra a pneumonia [79,80].

2. **Medicamentos :**

No caso de uma epidemia de gripe, medicamentos como a amantadina ou a rimantadina podem ajudar a prevenir a doença, mas estão associados a efeitos secundários. O zanamivir ou o oseltamivir reduzem o risco de as pessoas expostas desenvolverem sintomas; no entanto, recomenda-se que sejam tidos em conta os potenciais efeitos secundários ([81,82]).

3. **Outros métodos de prevenção :**

Recomenda-se a cessação do tabagismo e a redução da poluição do ar interior, como a causada pela cozedura com lenha ou estrume [38,40].

O tabagismo parece ser o principal fator de risco para a pneumonia pneumocócica em adultos saudáveis. A higiene das mãos e a tosse para a manga também podem ser medidas preventivas eficazes. O uso de máscaras cirúrgicas pelos doentes também pode prevenir a doença [71,80].

O tratamento adequado das doenças subjacentes (como o VIH/SIDA, a diabetes mellitus e a malnutrição) pode reduzir o risco de pneumonia. Nas crianças com menos de 6 meses de idade, o aleitamento materno exclusivo reduz o risco e a gravidade da doença [40,80,83].

Em pessoas com VIH/SIDA e uma contagem de CD4 inferior a 200 células/UL, o antibiótico trimetoprim/sulfa-metoxazol reduz o risco de pneumonia por Pneumocystis e é também útil para a prevenção em pessoas imunocomprometidas mas sem VIH [84,85].

O rastreio do estreptococo do grupo B e da Chlamydia trachomatis nas mulheres grávidas e a administração de tratamento antibiótico, se necessário, reduzem a taxa de pneumonia nos bebés; as medidas de prevenção da transmissão do VIH de mãe para filho podem também ser eficazes [S6_S„_SS].

A aspiração da boca e da garganta de bebés com líquido amniótico manchado de mecónio não demonstrou reduzir a taxa de pneumonia por aspiração e pode ser prejudicial. Nos idosos frágeis, uma boa higiene oral pode reduzir o risco de pneumonia por aspiração. A suplementação com zinco em crianças com idades compreendidas entre os 2 meses e os 5 anos parece reduzir as taxas de pneumonia ([89],90,91).

Tratamento da pneumonia

Os antibióticos orais, o repouso, os analgésicos simples e os líquidos são geralmente suficientes para resolver o problema. No entanto, as pessoas com outras doenças, os idosos ou as pessoas com dificuldades respiratórias significativas podem necessitar de cuidados mais alargados. Se os sintomas se agravarem, se a pneumonia não melhorar com o tratamento domiciliário ou se surgirem complicações, pode ser necessária a hospitalização [67].

A nível mundial, entre 7% e 13% dos casos em crianças resultam em hospitalização, enquanto nos países desenvolvidos entre 22% e 42% dos adultos com pneumonia adquirida na comunidade são hospitalizados. A pontuação CURB-65 é útil para determinar a necessidade de hospitalização em adultos. Se a pontuação for 0 ou 1, as pessoas podem geralmente ser tratadas em casa; se for 2, é necessário um curto período de hospitalização ou um acompanhamento próximo; se for 3 a 5, recomenda-se a hospitalização [38,67].

Nas crianças, as que apresentam dificuldade respiratória ou saturação de oxigénio inferior a 90% devem ser internadas no hospital. A utilidade da fisioterapia torácica na pneumonia ainda não foi estabelecida. A ventilação não invasiva pode ser benéfica para os doentes internados em unidades de cuidados intensivos ([92,93],94).

Os supressores de tosse de venda livre não demonstraram ser eficazes, nem a utilização de zinco em crianças. Não existem provas suficientes para os mucolíticos no local [95,96].

- Tratamento da pneumonia bacteriana :

Os antibióticos melhoram os resultados nas pessoas com pneumonia bacteriana. A escolha do antibiótico depende principalmente das caraterísticas do doente, como a idade, o estado de saúde subjacente e o local onde a infeção foi contraída. No Reino Unido, recomenda-se o tratamento com amoxicilina antes dos resultados da cultura como tratamento de primeira linha para a pneumonia adquirida na comunidade, com a doxiciclina ou a claritromicina como alternativas [32,67].

Na América do Norte, onde as formas "atípicas" de pneumonia adquirida na comunidade são mais comuns, os macrólidos (como a azitromicina ou a eritromicina) e a doxiciclina suplantaram a amoxicilina como tratamento ambulatório de primeira linha para adultos ([49],97).

Nas crianças com sintomas ligeiros a moderados, a amoxicilina continua a ser o tratamento de primeira linha. A utilização de fluoro-quinolonas em casos não complicados não é recomendada devido a preocupações com os efeitos secundários e o desenvolvimento de resistência, uma vez que não existe um maior benefício clínico [49,98].

Para aqueles que têm de ser hospitalizados e que contraíram a pneumonia na comunidade, recomenda-se a utilização de um 0-lactâmico como a cefazolina e um macrólido como a azitromicina ou uma fluoro-quinolona. A adição de corticosteróides também parece melhorar os resultados [99,100,101].

O tratamento é tradicionalmente administrado durante sete a dez dias, mas há cada vez mais provas que sugerem que os tratamentos mais curtos (três a cinco dias) são igualmente eficazes. As cefalosporinas de terceira e quarta geração, os carbapenemes, as fluoro-quinolonas, os aminoglicosídeos e a vancomicina são recomendados para a pneumonia nosocomial. Estes antibióticos são frequentemente administrados por via intravenosa e utilizados em combinação [102,103].

Nas pessoas tratadas no hospital, mais de 90% melhoraram com os antibióticos iniciais ([43]).

- Tratamento da pneumonia viral :

Os inibidores da neuraminidase podem ser utilizados para tratar a pneumonia viral causada pelos vírus da gripe (gripe A e gripe B). Não é recomendada qualquer medicação antiviral específica para outros tipos de pneumonia viral adquirida na comunidade, incluindo o coronavírus SARS, o adenovírus, o hantavírus e o vírus parainfluenza [31].

A gripe A pode ser tratada com Rimantadine ou Amantadine, enquanto a gripe A ou B pode ser tratada com Oseltamivir, Zanamivir ou Peramivir. Estes tratamentos são mais eficazes se forem iniciados no prazo de 48 horas após o início dos sintomas [31].

Muitas estirpes da gripe A H5N1, também conhecida como gripe das aves, mostraram resistência à rimantadina e à amantadina. Alguns especialistas recomendam a utilização de antibióticos em casos de pneumonia viral, uma vez que a infeção bacteriana não pode ser excluída. A British Thoracic Society recomenda que os antibióticos não sejam administrados a pessoas com doença ligeira. A utilização de corticosteróides é controversa [31].

- Tratamento da pneumonite por aspiração :

A pneumonia por aspiração é geralmente tratada de forma conservadora com antibióticos indicados apenas para a pneumonia por aspiração. A escolha do antibiótico depende de uma série de factores, incluindo o organismo suspeito de causar a pneumonia e se esta foi contraída na comunidade ou desenvolvida no hospital. As opções mais comuns incluem a clindamicina, uma combinação de beta-lactâmicos e metronidazol, ou um aminoglicosídeo. Os corticosteróides são por vezes utilizados na pneumonia por aspiração, mas as provas da sua eficácia são limitadas [104,105].

Prognóstico da pneumonia

Com o tratamento, a maioria dos tipos de pneumonia bacteriana estabiliza num prazo de 3 a 6 dias. Muitas vezes, são necessárias algumas semanas para que a maioria dos sintomas desapareça [106].

Os achados radiológicos desaparecem normalmente no prazo de quatro semanas e a taxa de mortalidade é baixa (menos de 1%). Nos idosos ou nas pessoas com outros problemas pulmonares, a recuperação pode demorar mais de 12 semanas. A mortalidade pode atingir 10% nas pessoas que necessitam de hospitalização e 30-50% nas que necessitam de cuidados intensivos [39,107].

A pneumonia é a infeção nosocomial mais frequente e mortal. Antes do advento dos antibióticos, a mortalidade era geralmente de 30% entre as pessoas admitidas no hospital [35,43].

Podem surgir complicações, especialmente nos idosos e nas pessoas com problemas de saúde subjacentes. Estas podem incluir empiema, abcessos pulmonares, bronquiolite obliterante, síndromes de dificuldade respiratória aguda, sépsis e agravamento de problemas de saúde subjacentes [107].

- Regras para a previsão clínica da pneumonia :

Foram desenvolvidas regras de previsão clínica para prever o resultado da pneumonia de forma mais objetiva. Estas regras são frequentemente utilizadas para decidir se um doente deve ou não ser internado num hospital [43].

- Índice de gravidade da pneumonia (ou pontuação PSI) ([43])
- a pontuação CURB-65, que tem em conta a gravidade dos sintomas, as doenças subjacentes e a idade [108]

- Derrame pleural, empiema e abcesso:

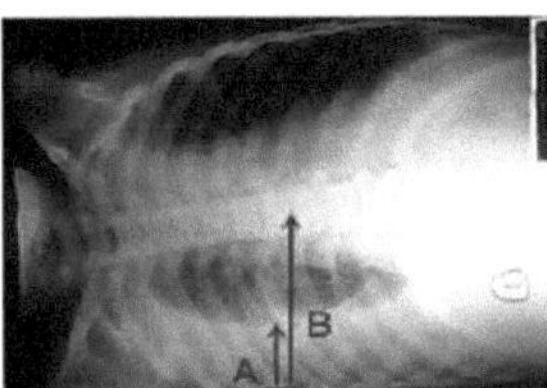

Figura 4: Um derrame pleural: como visto numa radiografia ao tórax. A seta A mostra as camadas de líquido no tórax direito. A seta B indica a largura do pulmão direito. O volume do pulmão está reduzido devido à acumulação de líquido à volta do pulmão.

Na pneumonia, pode formar-se uma acumulação de líquido no espaço à volta do pulmão. Por vezes, os microrganismos infectam este líquido, causando um empiema. Para distinguir um empiema do derrame parapneumónico mais comum, o líquido pode ser removido com uma agulha (toracocentese) e examinado. Se o exame revelar a presença de um empiema, o líquido deve ser completamente drenado, o que frequentemente requer a inserção de um cateter de drenagem [109].

Em casos graves de empiema, pode ser necessária uma intervenção cirúrgica. Se o líquido infetado não for drenado, a infeção pode persistir, uma vez que os antibióticos não penetram bem na cavidade pleural. Se o líquido for estéril, só deve ser drenado se causar sintomas ou se não for resolvido [109].

Em casos raros, as bactérias nos pulmões formam uma bolsa de líquido infetado chamada abcesso pulmonar. Os abcessos pulmonares são normalmente visíveis numa radiografia do tórax, mas é frequentemente necessária uma TAC do tórax para confirmar o diagnóstico [109].

Os abcessos ocorrem geralmente durante a pneumonia por aspiração e contêm frequentemente vários tipos de bactérias. Os antibióticos a longo prazo são normalmente suficientes para tratar um abcesso pulmonar, mas por vezes o abcesso tem de ser drenado por um cirurgião ou radiologista [109].

- Insuficiência respiratória e circulatória :

A pneumonia pode causar insuficiência respiratória ao desencadear a síndrome de dificuldade respiratória aguda (SDRA), que resulta de uma combinação de infeção e reação inflamatória. Os pulmões enchem-se rapidamente de líquido e tornam-se rígidos. Esta rigidez, combinada com graves dificuldades na extração de oxigénio devido ao líquido alveolar, pode exigir longos períodos de ventilação mecânica para sobreviver [51].

A sépsis é uma complicação potencial da pneumonia, mas ocorre normalmente em pessoas com baixa imunidade ou hipoesplenismo. Os organismos mais frequentemente envolvidos são Streptococcus pneumoniae, Haemophilus influenzae e Klebsiella pneumoniae. Outras causas de sintomas devem ser consideradas, como o enfarte do miocárdio ou a embolia pulmonar [110].

Epidemiologia da pneumonia

A pneumonia é uma doença comum que afecta cerca de 450 milhões de pessoas por ano, em todas as regiões do mundo. É uma das principais causas de morte em todos os grupos etários, sendo responsável por 4 milhões de mortes (7% de todas as mortes a nível mundial) por ano ([31],32).

As taxas são mais elevadas nas crianças com menos de cinco anos e nos adultos com mais de 75 anos. É cerca de cinco vezes mais comum nos países em desenvolvimento do que nos países desenvolvidos. A pneumonia viral é responsável por cerca de 200 milhões de casos. Em 2009, nos Estados Unidos, a pneumonia foi a 8.ª principal causa de morte [31,39].

Pneumonia em crianças

Em 2008, a pneumonia afectou cerca de 156 milhões de crianças (151 milhões nos países em desenvolvimento e 5 milhões nos países desenvolvidos) [31].

Em 2010, causou 1,3 milhões de mortes, ou seja, 18% de todas as mortes de crianças com menos de cinco anos, 95% das quais ocorreram em países em desenvolvimento. Os países com o maior peso da doença são a Índia (43 milhões), a China (21 milhões) e o Paquistão (10 milhões) [31,38,111,112].

É a principal causa de morte entre as crianças nos países de baixo rendimento. Muitas destas mortes ocorrem durante o período neonatal ([31],32).

A Organização Mundial de Saúde estima que uma em cada três mortes de recém-nascidos se deve a pneumonia. Cerca de metade destas mortes são evitáveis, uma vez que são causadas por bactérias para as quais existe uma vacina eficaz ([113],114].

Em 2011, a pneumonia foi o motivo mais comum de internamento hospitalar após uma consulta de urgência nos EUA para bebés e crianças [115].

História de pneumonia :

A pneumonia tem sido uma doença comum ao longo da história da humanidade. Os sintomas foram descritos por Hipócrates (cerca de 460 a.C. - 370 a.C.): "A peripneumonia e as afecções pleurais devem ser observadas da seguinte forma: Se a febre for aguda, se houver dor de um ou de ambos os lados, se houver exalação, se houver tosse e se a expetoração for de cor loura ou lívida, ou igualmente fina, espumosa e florida, ou tiver qualquer outro carácter diferente do vulgar.... Quando a pneumonia está no seu auge, o caso não tem remédio se não for purgado, e é mau se tiver dispneia, urina fina e acre, e se sair suor à volta do pescoço e da cabeça, pois tais suores são maus, uma vez que provêm da sufocação, dos estertores e da violência da doença"[116,117].

No entanto, Hipócrates referiu-se à pneumonia como uma doença "nomeada pelos antigos". Também relatou os resultados da drenagem cirúrgica de empiemas. Maimonides (1135-1204 d.C.) observou: "Os sintomas básicos que aparecem na pneumonia e que nunca falham são os seguintes: febre aguda, dor pleurítica pegajosa no lado, respiração curta e rápida, pulso irregular e tosse" [118].

Esta descrição clínica é bastante semelhante às que se encontram nos manuais modernos e reflecte a extensão dos conhecimentos médicos entre a Idade Média e o século XIX. Edwin Klebs foi o primeiro a observar bactérias nas vias respiratórias de pessoas que tinham morrido de pneumonia em 1875 [119].

O primeiro trabalho de identificação das duas causas bacterianas comuns, Streptococcus pneumoniae e Klebsiella pneumoniae, foi realizado por Carl Friedlander e Albert Frankel em 1882 e 1884, respetivamente. O trabalho inicial de Friedlander introduziu a coloração de Gram, um teste laboratorial fundamental ainda hoje utilizado para identificar e classificar bactérias. O trabalho de Christian Gram que descreveu o procedimento em

1884 tornou possível a diferenciação entre as duas bactérias e mostrou que a pneumonia podia ser causada por mais do que um microrganismo [(120),121,122]

Sir William Osler, conhecido como o "pai da medicina moderna", apercebeu-se das mortes e incapacidades causadas pela pneumonia, que descreveu como o "capitão dos homens da morte" em 1918, uma vez que tinha ultrapassado a tuberculose como uma das principais causas de morte nessa altura. Esta expressão foi originalmente cunhada por John Bunyan em referência ao "consumo" (tuberculose) [[123],124].

Osler também descreveu a pneumonia como "o amigo do velho", uma vez que a morte era frequentemente rápida e indolor quando havia formas muito mais lentas e dolorosas de morrer [124].

Na década de 1900, foram feitos vários progressos que melhoraram a situação das pessoas que sofrem de pneumonia. Com o advento da penicilina e de outros antibióticos, das técnicas cirúrgicas modernas e dos cuidados intensivos no século XX, a mortalidade por pneumonia diminuiu drasticamente nos países desenvolvidos, passando de cerca de 30%. A vacinação dos bebés contra o Haemophilus influenza tipo B teve início em 1988 e, pouco depois, conduziu a uma diminuição drástica dos casos. A vacinação dos adultos contra a pneumonia estreptocócica começou em 1977 e a das crianças em 2000, conduzindo a uma queda semelhante [([125],126]

Sociedade e cultura da pneumonia

- **Sensibilização**

Devido à pouca sensibilização para a doença, o dia 12 de novembro foi declarado, em 2009, Dia Mundial da Pneumonia, um dia para os cidadãos e decisores políticos interessados tomarem medidas contra a doença [([127],128].

- **Custos**

O custo económico global da pneumonia adquirida na comunidade foi estimado em 17 mil milhões de dólares por ano [21]. Outras estimativas são consideravelmente mais elevadas. Em 2012, o custo global estimado do tratamento da pneumonia nos Estados Unidos foi de 20 mil milhões de dólares; o custo médio de uma única hospitalização relacionada com a pneumonia é superior a 15 000 dólares [129].

De acordo com os dados publicados pelos Centers for Medicare and Medicaid Services, o custo médio hospitalar em 2012 para o tratamento hospitalar de pneumonia sem complicações nos EUA foi de 24 549 dólares, podendo atingir os 124 000 dólares. O custo médio de uma visita ao serviço de urgência por pneumonia foi de 943 dólares e o custo médio da medicação foi de 66 dólares. O custo total anual do tratamento da pneumonia na Europa foi estimado em 10 mil milhões de euros [130,131].

Fisioterapia torácica para a pneumonia

A fisioterapia torácica (CPT) é o tratamento geralmente praticado por fisioterapeutas e terapeutas respiratórios, que melhora a respiração através da remoção indireta do muco das vias respiratórias do doente. Outros termos utilizados na Austrália incluem fisioterapia respiratória ou cardiotorácica [132].

As técnicas incluem a drenagem postural, a compressão do tórax, a percussão ou palmadas no tórax, a vibração e a estimulação da tosse: o terapeuta bate ligeiramente no tórax, nas costas e na zona debaixo dos braços do doente. Embora seja eficaz no tratamento de bebés e crianças, a percussão já não é muito utilizada em adultos na Austrália devido à introdução de tratamentos mais eficazes de autogestão. Estes tratamentos incluem a utilização de dispositivos de pressão positiva oscilante nas vias aéreas ou "flutter", máscaras ou dispositivos PEEP (pressão expiratória positiva), bem como regimes de exercício específicos. Os exercícios prescritos podem incluir exercícios respiratórios específicos, como a drenagem autogénica, bem como exercícios cardiovasculares gerais que ajudam o corpo a eliminar a expetoração e a melhorar a eficiência da absorção de oxigénio pelos músculos [132].

A utilidade da fisioterapia torácica na pneumonia ainda não foi determinada [132].

A fisioterapia respiratória tem sido utilizada no tratamento de crianças hospitalizadas por pneumonia, mas faltam provas científicas do seu efeito benéfico em pediatria [5].

Capítulo III

TEMAS, MATERIAIS E MÉTODOS

Assunto :

Cinquenta crianças com idades compreendidas entre os 29 dias e os 5 anos, hospitalizadas com um diagnóstico de pneumonia aguda, foram selecionadas entre os pacientes do Hospital Pediátrico Universitário dos Hospitais Universitários do Cairo para este estudo, entre outubro de 2014 e janeiro de 2015. Foram avaliados quanto à sua adequação para intervenção neste estudo. Foi obtido o consentimento informado dos pais antes da inscrição no estudo.

As cinquenta crianças foram divididas em dois grupos, cada um composto por vinte e cinco indivíduos. O primeiro grupo recebeu um programa de fisioterapia torácica com tratamento padrão para a pneumonia (grupo de estudo) e o segundo grupo recebeu tratamento padrão para a pneumonia sem qualquer programa de fisioterapia torácica (grupo de controlo). Todas as radiografias de tórax foram interpretadas por rotina no departamento de radiologia e revistas por um médico pediátrico.

Critérios de inclusão :

As crianças foram incluídas no estudo se preenchessem todos os critérios clínicos e radiológicos de pneumonia[17,133] :

1. Tosse e/ou febre.
2. Taquipneia, definida como uma frequência respiratória acima dos limites superiores da idade: <2 meses: 60 respirações/minuto (b/m); 212 meses: 50 b/m; >1-5 anos: 40 b/m; >5 anos: 30 b/m.
3. Consolidações e/ou infiltrados, associados ou não a outros sinais compatíveis com pneumonia na radiografia do tórax.

Critérios de exclusão [14] :

1. Doentes que tenham sido submetidos a drenagem torácica.
2. Instabilidade hemodinâmica.

3. Ossos frágeis ou costelas fracturadas.
4. Todas as outras contra-indicações para a fisioterapia respiratória foram excluídas.

Métodos :

As cinquenta crianças foram divididas aleatoriamente em dois grupos, 25 em cada um, o grupo de estudo e o grupo de controlo. O grupo de estudo recebeu fisioterapia torácica três vezes por dia e tratamento padrão para a pneumonia, enquanto o grupo de controlo recebeu tratamento padrão para a pneumonia sem fisioterapia torácica.

Cada sessão de fisioterapia torácica durava aproximadamente 20 minutos e incluía o seguinte [14,18,19]

- Drenagem postural.
- Compressão torácica.
- Percussão do tórax.
- Vibrações.
- Estimulação da tosse
- Aspiração de secreções (se necessário).

As posições posturais de drenagem foram determinadas com base na radiografia do tórax para garantir uma drenagem mais eficaz das secreções e exsudados nas zonas mais afectadas [14,19].

O tratamento padrão para a pneumonia em cada doente foi administrado pelo pediatra responsável, com base nas recomendações das diretrizes para o diagnóstico e tratamento da pneumonia [133]:

- Terapia com antibióticos.
- Fluidoterapia.
- Oxigenoterapia, se necessário.

O pediatra não foi informado da afetação dos grupos ou do protocolo do estudo.

As crianças foram avaliadas clinicamente no início do estudo e no momento da alta. Foi adotado um protocolo normalizado para o registo dos dados:

- Frequência respiratória.
- Saturação arterial de oxigénio.

A técnica padrão para medir a frequência respiratória e a saturação arterial de oxigénio foi a mesma que a relatada anteriormente [134]. A definição de sons adventícios na auscultação pulmonar foi baseada nas recomendações do Simpósio Internacional sobre Sons Pulmonares de 1985 [135] ((...).

A temperatura corporal máxima diária foi registada pelo pediatra com base no registo de enfermagem do doente. A temperatura axilar do doente foi medida pelas enfermeiras de 3 em 3 horas durante todo o período de internamento.

Todos os médicos e enfermeiros foram informados de forma cega sobre a distribuição dos grupos e o protocolo do estudo. Os médicos e os fisioterapeutas foram agendados para se encontrarem em alturas diferentes para evitar encontros casuais à cabeceira do doente.

Medidas :

- Medição primária.
- Medição secundária.

A medida primária foi o tempo até à resolução clínica, definido como o número de dias necessários para que um doente atingisse os seguintes parâmetros clínicos:

- Afebril (temperatura corporal máxima diária <37,5°C).
- Não há sinais graves (retração do tórax, dilatação nasal, cianose).
- Frequência respiratória normal e saturação arterial de oxigénio > 95%.

As medidas secundárias foram as alterações na frequência respiratória e na saturação arterial de oxigénio.

Análise estatística :

A análise estatística foi efectuada utilizando o Stata. Versão 8.0 (Stata. Corporation, Texas, EUA). O teste %2 foi utilizado para a análise de dados e o *teste t* não pareado foi utilizado para comparar dados quantitativos entre os dois grupos. A análise foi baseada no princípio de intervenção versus tratamento. Um valor de p <0,05 foi considerado estatisticamente significativo.

Capítulo IV
RESULTADOS

Cinquenta crianças com pneumonia foram avaliadas durante o período do estudo e incluídas neste estudo. As cinquenta crianças foram divididas aleatoriamente em dois grupos, 25 no grupo de estudo e 25 no grupo de controlo.

A Tabela 1 apresenta as caraterísticas de base dos 50 doentes. Não se verificaram diferenças significativas entre os grupos de estudo e de controlo em termos de caraterísticas de base.

A Tabela 2 e a Figura 5 comparam o tempo até à resolução clínica nos grupos de estudo e de controlo. A mediana do tempo para a resolução clínica foi menor no grupo de estudo (4,0 versus 7,0 dias, p=0,012).

A Tabela 3 e as Figuras 6 e 7 comparam a avaliação clínica do grupo de estudo e do grupo de controlo; o grupo de estudo apresentou maior melhoria na frequência respiratória (40-30 b/m versus 39-34 b/m) e na saturação arterial de oxigénio (93-98% versus 93-95%).

No final do estudo, verificou-se uma diferença significativa entre o grupo de estudo e o grupo de controlo.

Tabela 1: Caraterísticas básicas dos cinquenta pacientes:-

Caraterísticas	**Grupo de estudo N=25**	**Grupo de controlo N=25**	**valor de p**
Idade (meses)	36.0+21.3	35.0+28.1	0.82
Sexo masculino	15 (60%)	16 (64%)	0.71
Prematuridade (<37 semanas)	5 (20%)	4 (16%)	0.84
Baixo peso à nascença (<2500gm)	3 (12%)	3 (12%)	1.00
Frequência respiratória b/m	40+7.6	39+9.8	0.81
Saturação arterial de oxigénio (%)	93+1.3	93+1.6	0.76
Taquipneia	16 (64%)	15 (60%)	0.80
Tosse	24 (96%)	22 (88%)	0.23
Febre >37,5 °C	22 (88%)	21 (84%)	0.80
Desenho do peito	11 (44%)	9 (36%)	0.74
Assobio	10 (40%)	10 (40%)	0.81
Terapia com antibióticos	25 (100%)	25 (100%)	1.00

- Os valores são expressos como média + desvio padrão ou n (%).
- Significância a p<0,05.

- **Tabela 2:** Tempo para a resolução clínica nos grupos de estudo e de controlo.

Parâmetros	Grupo de estudo N=25	Grupo de controlo N=25	valor de p
Tempo até à resolução clínica (dias)	4.0 (2.0-4.0)	7.0 (4.0-7.0)	0.012

*Significância a p<0,05.
- O número de dias é apresentado como uma mediana (intervalo).

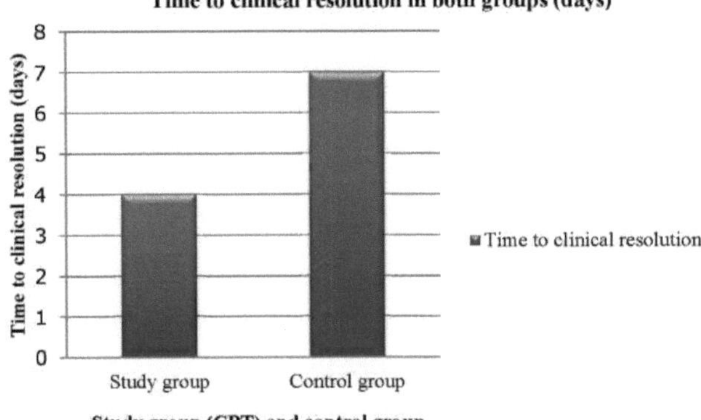

Figura 5: Tempo para a resolução clínica nos grupos de estudo e de controlo.

Tabela (3): Análise estatística das diferenças médias da frequência respiratória (b/m) e da saturação de oxigénio (%) entre o grupo de estudo e o grupo de controlo antes e depois da fisioterapia respiratória.

Parâmetros clínicos	Grupo de estudo N=25		Grupo de controlo N=25		valor de p	
	Pré-	Pós-	Pré-	Pós-	Pré-	Pós-
Frequência respiratória (b/m)	40+7.6	30.2+5.3	39+9.8	34.1+8.7	0.81	0.001
Saturação de oxigénio (%)	93+1.3	98.0+2.1	93+1.6	95+1.2	0.76	0.002

- Os valores são expressos em média + desvio-padrão.
***Significância** a um valor de p<0,05

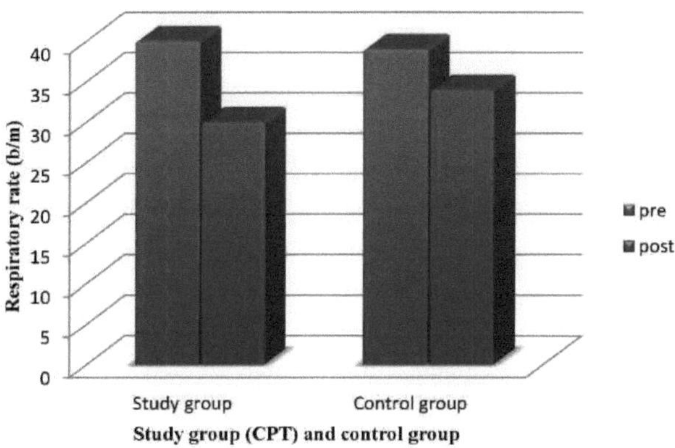

Figura 6: Alterações da frequência respiratória nos dois grupos antes e depois do programa

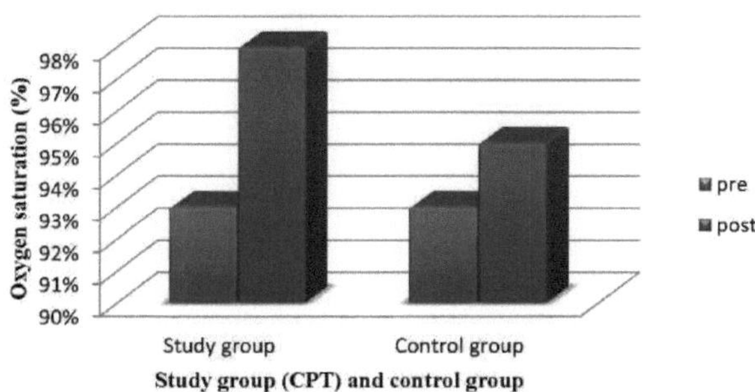

Figura 7: Alterações na saturação de oxigénio nos dois grupos antes e depois do programa

Capítulo V
DISCUSSÃO

A pneumonia é uma das principais causas de morte em todos os grupos etários, com 4 milhões de mortes por ano, especialmente em crianças com menos de cinco anos. A fisioterapia torácica tem sido utilizada no tratamento de crianças hospitalizadas por pneumonia, mas não existe evidência científica do seu efeito benéfico nas crianças. O objetivo deste estudo foi avaliar o efeito da fisioterapia respiratória em crianças hospitalizadas por pneumonia [5].

A aplicação da fisioterapia torácica como adjuvante no tratamento de crianças hospitalizadas com pneumonia continua a ser discutível. Por um lado, a fisioterapia torácica tem sido, e continua a ser, amplamente aplicada a doentes com pneumonia na prática pediátrica com base na crença dos benefícios desta modalidade na evacuação de exsudados inflamatórios e secreções traqueobrônquicas, na eliminação da obstrução das vias aéreas, na diminuição da resistência das vias aéreas, na melhoria das trocas gasosas e na diminuição do trabalho respiratório ([14],15,16).

Por outro lado, não existem provas científicas sólidas da eficácia da fisioterapia respiratória em crianças hospitalizadas com pneumonia. As diretrizes da British Thoracic Society para o tratamento da pneumonia em crianças recomendam que a fisioterapia torácica não é benéfica e não deve ser realizada em crianças com pneumonia, mas estas recomendações baseiam-se principalmente nos resultados de dois ensaios clínicos aleatórios, um em adultos e outro em crianças [17,18,19].

Além disso, a validade deste ensaio clínico mais antigo em crianças é questionável devido à pequena dimensão da amostra, à exclusão de doentes com suspeita de pneumonia bacteriana e à inadequada aleatorização e cegueira. Por conseguinte, são necessários mais dados de ensaios aleatórios de alta qualidade para fazer uma recomendação mais precisa sobre a utilização da fisioterapia respiratória para a pneumonia aguda em crianças [19].

O presente estudo foi concebido para investigar e determinar o efeito da fisioterapia respiratória em crianças hospitalizadas com pneumonia. A hipótese é que a fisioterapia torácica, para além do tratamento padrão, pode melhorar a resolução clínica de crianças hospitalizadas com pneumonia.

Cinquenta crianças com idades compreendidas entre os 29 dias e os 5 anos, hospitalizadas com um diagnóstico de pneumonia aguda, foram selecionadas entre os pacientes do Hospital Pediátrico Universitário dos Hospitais Universitários do Cairo para este estudo, entre outubro de 2014 e janeiro de 2015. Foram avaliados quanto à sua adequação para intervenção neste estudo. Foi obtido o consentimento informado dos pais antes da inscrição no estudo.

As cinquenta crianças foram divididas em dois grupos, cada um composto por vinte e cinco indivíduos. O primeiro grupo recebeu um programa de fisioterapia torácica com tratamento padrão para a pneumonia (grupo de estudo) e o segundo grupo recebeu tratamento padrão para a pneumonia sem qualquer programa de fisioterapia torácica (grupo de controlo). Todas as radiografias de tórax foram interpretadas por rotina no departamento de radiologia e revistas por um médico pediátrico.

A medida primária (tempo até à resolução clínica) foi registada nos dois grupos diferentes. As medidas secundárias (frequência respiratória e saturação arterial de oxigénio) foram registadas em ambos os grupos em dois intervalos: no início da experiência (antes) e no final da décima segunda semana (depois).

Este ensaio aleatório controlado confirmou que a terapia torácica, como adjuvante do tratamento padrão, acelera a resolução clínica em crianças hospitalizadas por pneumonia. O tempo de resolução clínica foi mais curto no grupo de estudo do que no grupo de controlo. Este estudo mostrou que as crianças que receberam fisioterapia torácica apresentaram uma maior melhoria da frequência respiratória e da saturação arterial de oxigénio.

Neste estudo, a fisioterapia respiratória foi eficaz na mobilização das secreções traqueobrônquicas neste grupo de crianças com pneumonia, dependendo do tempo de resolução clínica e da melhoria de outros parâmetros clínicos individuais, como a frequência respiratória e a saturação arterial de oxigénio.

No presente estudo, o tempo mediano para a resolução clínica foi menor no grupo de estudo do que no grupo de controlo (4,0 versus 7,0 dias, p=0,012) e a melhoria da frequência respiratória (40 a 30 b/m versus 39 a 34 b/m, p=0,001) e da saturação arterial de oxigénio (93 a 98% versus 93 a 95%, p=0,002) foi maior do que no grupo de controlo.

Em concordância com este estudo, houve uma relação significativa quanto à melhora do som torácico entre os grupos estudo e controle após a aplicação da drenagem postural torácica e percussão. Estes resultados estão em contradição com os apresentados por McIlwaine ([136]), que constatou em seu estudo que a fisioterapia respiratória, na forma de técnicas e exercícios de desobstrução das vias aéreas, teve um papel importante no tratamento da pneumonia e na melhora da função pulmonar.

Além disso, os resultados do presente estudo são semelhantes aos de Holland et al ([137]), que concordaram no seu estudo que a drenagem postural e a percussão ajudam a soltar o muco dos pulmões para que possa ser expectorado, o que remove as secreções das vias respiratórias, melhora o ruído torácico, melhora as trocas gasosas e reduz o trabalho de respiração.

Hill e Webber [138] também mencionaram no seu estudo que, com uma drenagem postural eficaz e uma terapia de percussão, o som da respiração melhora após a terapia, uma vez que as secreções se deslocam para as vias respiratórias maiores e aumentam e melhoram a respiração.

Os resultados também estão de acordo com os do estudo de

Mathews et al ([139]), que verificaram que a auscultação após a percussão melhorava o som torácico devido a uma melhor entrada de ar e oxigenação.

Este resultado está em contradição com as conclusões de Slonim [140] que, no seu estudo, verificou que uma fisioterapia torácica eficaz mobilizava as secreções traqueobrônquicas na sua amostra de crianças, resultando numa desobstrução e numa melhoria do som torácico.

Susan e Hintz [141] também acrescentaram que a fisioterapia respiratória utilizada em bebés estava associada a uma melhor oxigenação e eliminação de secreções, bem como a uma melhor respiração e sons torácicos.

Em concordância com os resultados do presente estudo, uma revisão efectuada por Oermann, Swank e Sockrider [142] indica que a utilização de drenagem postural, percussão e vibração para desobstrução das vias aéreas tem sido a pedra angular da terapia há mais de 40 anos e que os estudos demonstraram claramente a eficácia da fisioterapia respiratória. A fisioterapia respiratória também ajuda a eliminar as secreções traqueobrônquicas, aumentando assim as trocas gasosas e reduzindo o trabalho respiratório [143].

Por outro lado, os resultados do presente estudo estão em contradição com os relatados por Paludo et al [144] e Janice et al ([145]), que concordaram que não há evidência para apoiar o efeito benéfico da fisioterapia torácica em crianças hospitalizadas com pneumonia.

Globalmente, os resultados do estudo indicam o efeito benéfico da fisioterapia respiratória em crianças hospitalizadas com pneumonia, confirmando a hipótese do estudo.

Capítulo VI
Resumo, conclusões e recomendações

Resumo

Cinquenta crianças com idades compreendidas entre os 29 dias e os 5 anos, hospitalizadas com um diagnóstico de pneumonia aguda, foram selecionadas entre os pacientes do Hospital Pediátrico Universitário dos Hospitais Universitários do Cairo para este estudo, entre outubro de 2014 e janeiro de 2015. Foram avaliados quanto à sua adequação para intervenção neste estudo. Foi obtido o consentimento informado dos pais antes da inscrição no estudo.

As cinquenta crianças foram divididas em dois grupos, cada um composto por vinte e cinco indivíduos. O primeiro grupo recebeu um programa de fisioterapia torácica com tratamento padrão para a pneumonia (grupo de estudo) e o segundo grupo recebeu tratamento padrão para a pneumonia sem qualquer programa de fisioterapia torácica (grupo de controlo). Todas as radiografias de tórax foram interpretadas por rotina no departamento de radiologia e revistas por um médico pediátrico.

A medida primária (tempo até à resolução clínica) foi registada nos dois grupos diferentes. As medidas secundárias (frequência respiratória e saturação arterial de oxigénio) foram registadas em ambos os grupos em dois intervalos: no início do programa de tratamento (antes) e no final da décima segunda semana (depois).

Este ensaio aleatório controlado confirmou que a fisioterapia torácica, para além do tratamento padrão, acelerou a resolução clínica em crianças hospitalizadas por pneumonia. O tempo para a resolução clínica foi mais curto no grupo de estudo do que no grupo de controlo. O estudo mostrou que as crianças que receberam fisioterapia torácica apresentaram uma maior melhoria na frequência respiratória e na saturação arterial de oxigénio.

A análise estatística foi efectuada utilizando o programa Stata versão 8.0 (Stata Corporation, Texas, EUA). O teste x2 foi utilizado para a análise de dados e o *teste t* não pareado foi utilizado para comparar dados quantitativos entre os dois grupos. A análise foi baseada no princípio de intervenção versus tratamento. Um valor de $p < 0,05$ foi considerado estatisticamente significativo.

Conclusão

Por fim, pode concluir-se que a fisioterapia respiratória proporcionou melhorias significativas nas crianças hospitalizadas com pneumonia. Recomenda-se a implementação de um programa de fisioterapia torácica no tratamento de crianças hospitalizadas com pneumonia.

Recomendações

O efeito da fisioterapia torácica em crianças hospitalizadas por pneumonia deve ser recomendado neste estudo.

- Os resultados deste estudo devem ser divulgados junto de hospitais, institutos de investigação e associações respiratórias, a fim de colher os benefícios e prosseguir a investigação.
- Um estudo mais aprofundado poderia incluir um grupo maior e uma duração mais longa com outras medidas.
- Um estudo mais aprofundado pode analisar a idade de mais de cinco anos.
- A fisioterapia torácica nos gases sanguíneos arteriais na pneumonia pediátrica.

REFERÊNCIAS

1. McLuckie, A., ed. 2009. Respiratory diseases and their management. Nova Iorque: Springer. p. 51.
2. Leach, Richard E. (2009). Acute and Critical Care Medicine at a Glance (2ª ed.). Wiley-Blackwell. ISBN 1-4051-6139-6. Acedido em 2011-04-21.
3. Jeffrey C. Pommerville (2010). Alcamo's Fundamentals of Microbiology (9ª ed.). Sudbury MA: Jones & Bartlett. p. 323.
4. Ashby, Bonnie; Turkington, Carol (2007). A enciclopédia das doenças infecciosas (3ª ed.). Nova Iorque: Facts on File. p. 242. Acedido em 2011-04-21.
5. Ruuskanen, O; Lahti, E; Jennings, LC; Murdoch, DR (2011-0409). "Pneumonia viral". Lancet 377 (9773):1264-75.
6. Lodha, R; Kabra, SK; Pandey, RM (4 de junho de 2013). "Antibióticos para pneumonia adquirida na comunidade em crianças". Base de dados Cochrane de revisões sistemáticas 6.
7. Nair, GB; Niederman, MS (novembro de 2011). "Pneumonia adquirida na comunidade: uma batalha inacabada". As clínicas médicas da América do Norte 95 (6): 1143-61.
8. Singh, V; Aneja, S (março de 2011). "Pneumonia - gestão no mundo em desenvolvimento". Paediatric Respiratory Review 12 (1): 52-9.
9. Liu, L; Johnson, HL; Cousens, S; Perin, J; Scott, S; Lawn, JE; Rudan, I; Campbell, H; Cibulskis, R; Li, M; Mathers, C; Black, RE; Grupo de Referência de Epidemiologia da Saúde Infantil da OMS e, UNICEF (9 de junho de 2012). "Causas globais, regionais e nacionais da mortalidade infantil: uma revisão sistemática actualizada para 2010 com tendências temporais desde 2000". Lancet 379 (9832): 2151-61.
10. Rudan, I; Boschi-Pinto, C; Biloglav, Z; Mulholland, K; Campbell,

H (maio de 2008). "Epidemiologia e etiologia da pneumonia infantil". Boletim da Organização Mundial de Saúde 86 (5): 408-16.

11. Garenne M; Ronsmans, C; Campbell, H (1992). "A magnitude da mortalidade por infecções respiratórias agudas em crianças com menos de 5 anos de idade nos países em desenvolvimento". World Health Stat Q 45 (2-3): 180-91.

12. OMS (1999). "Vacinas pneumocócicas. Documento de posição da OMS". Wkly. Epidemiol. Rec. 74(23): 177-83.

13. Weiss AJ, Wier LM, Stocks C, Blanchard J (junho de 2014). "Visão geral das visitas ao departamento de emergência nos Estados Unidos, 2011". Resumo estatístico HCUP #174. Rockville, MD: Agência de Pesquisa e Qualidade em Saúde.

14. Balachandran A, Shivbalan S, Thangavelu S. Fisioterapia torácica na prática pediátrica. Indian Pediatr 2005;42:559-68.

15. Wallis C, Prasad A. Quem precisa de fisioterapia torácica? Moving from anecdote to evidence. Arch Dis Child 1999; 80:393-7.

16. Chalumeau M, Foix-L'Helias L, Schinmann P, et al. Fracturas das costelas após fisioterapia torácica para bronquiolite ou pneumonia em bebés. Pediatr Radiol 2002; 32:644-7.

17. Comité de Normas de Cuidados da British Thoracic Society. Diretrizes da BTS para o tratamento da pneumonia adquirida na comunidade na infância. Thorax 2002; 57(Suppl 1):i1-24.

18. Britton S, Bejstedt M, Vedin L. Chest physiotherapy in primary pneumonia (Fisioterapia torácica na pneumonia primária). BMJ1985; 290:1703-4.

19. Levine A. Fisioterapia torácica para crianças com pneumonia. J Am Osteopath Assoc1978; 78:122-5.

20. McLuckie, A., ed. 2009. Respiratory diseases and their management. Nova Iorque: Springer. p. 51.

21. Leach, Richard E. (2009). Acute and Critical Care Medicine at a

Glance (2ª ed.). Wiley-Blackwell.

22. Ashby, Bonnie; Turkington, Carol (2007). A enciclopédia das doenças infecciosas (3ª ed.). Nova Iorque: Facts on File. p. 242.
23. "O que é a pneumonia? NHLBI. 1 de março de 2011. Acedido em 2 de março de 2016.
24. NHLBI (1 de março de 2011). "Quais são os sinais e sintomas da pneumonia? Acedido em 3 de março de 2016.
25. Jeffrey C. Pommerville (2010). Alcamo's Fundamentals of Microbiology (9ª ed.). Sudbury MA: Jones & Bartlett. p. 323.
26. "Quem está em risco de contrair pneumonia? NHLBI. 1 de março de 2011. Acedido em 3 de março de 2016.
27. "Como é diagnosticada a pneumonia? NHLBI. 1 de março de 2011. Acedido em 3 de março de 2016.
28. "Tipos de pneumonia". NHLBI. 1 de março de 2011. Acedido em 2 de março de 2016.
29. "Como se pode prevenir a pneumonia? NHLBI. 1 de março de 2011. Acedido em 3 de março de 2016.
30. "Como é que a pneumonia é tratada? NHLBI. 1 de março de 2011. Acedido em 3 de março de 2016.
31. Ruuskanen, O; Lahti, E; Jennings, LC; Murdoch, DR (2011-0409). "Pneumonia viral". Lancet 377 (9773): 1264-75.
32. Lodha, R; Kabra, SK; Pandey, RM (4 de junho de 2013). "Antibióticos para pneumonia adquirida na comunidade em crianças". Base de dados Cochrane de revisões sistemáticas 6: CD004874.
33. 3 3.Osler, William (1901). Principles and Practice of Medicine, 4ª edição. Nova Iorque: D. Appleton and Company. p. 108.
34. George, Ronald B. (2005). Chest medicine: essentials of pulmonary and critical care medicine (5ª ed.). Philadelphia, PA: Lippincott Williams & Wilkins. p. 353.

35. Eddy, Orin (dezembro de 2005). "Pneumonia adquirida na comunidade: de patógenos comuns a resistência emergente". Prática de Medicina de Emergência 7 (12).
36. Tintinalli, Judith E. (2010). Medicina de emergência: um
37. Comprehensive Study Guide (Emergency Medicine (Tintinalli)). Nova Iorque: McGraw-Hill Companies. p. 480.
38. Hoare Z; Lim WS (2006). "Pneumonia: uma atualização do diagnóstico e da gestão" (PDF). BMJ 332 (7549): 1077-9.
39. 3 8.Singh, V; Aneja, S (março de 2011). "Pneumonia - gestão no mundo em desenvolvimento". Paediatric Respiratory Journal 12 (1): 52-9.
40. Nair, GB; Niederman, MS (novembro de 2011). "Pneumonia adquirida na comunidade: uma batalha inacabada". As clínicas médicas da América do Norte 95 (6): 1143-61.
41. "Pneumonia (Ficha informativa n.º 331)". Organização Mundial de Saúde. agosto de 2012.
42. Darby, J; Buising, K (outubro de 2008). "Poderá ser Legionella?". Médico de família australiano37 (10): 812-5.
43. 4 2.Ortqvist, A ; Hedlund, J ; Kalin, M (dezembro de 2005). "Streptococcus pneumoniae: epidemiologia, factores de risco e caraterísticas clínicas". Seminários de medicina respiratória e de cuidados intensivos 26 (6): 563-74.
44. Murray e Nadel (2010). Capítulo 32.
45. Lowe, J. F.; Stevens, Alan (2000). Pathology (2ª ed.). St. Louis: Mosby. p. 197.
46. 4 5.Snydman, editores, Raleigh A. Bowden, Per Ljungman, David R. (2010). Transplant infections (3ª ed.). Philadelphia: Wolters Kluwer Health/Lippincott Williams & Wilkins. p. 187.
47. Marrie, editado por Thomas J. (2002). Community-acquired pneumonia (Pneumonia adquirida na comunidade). Nova Iorque:

Kluwer Academic Publishers. p. 20.

48. Eom, CS; Jeon, CY; Lim, JW; Cho, EG; Park, SM; Lee, KS (22 de fevereiro de 2011). "Uso de medicamentos supressores de ácido e risco de pneumonia: uma revisão sistemática e meta-análise".CMAJ: Canadian Medical Association journal = journal de l'Association médicale canadienne 183 (3): 310-9.
49. 4 8.Sharma, S; Maycher, B; Eschun, G (maio de 2007). "Imagens radiológicas na pneumonia: inovações recentes". Opinião Atual em Medicina Pulmonar 13 (3): 159-69.
50. Anevlavis S; Bouros D (fevereiro de 2010). "Pneumonia bacteriana adquirida na comunidade".Expert Opin Pharmacother 11 (3): 361-74.
51. Murray e Nadel (2010). Capítulo 31.
52. Figueiredo LT (setembro de 2009). "Pneumonia viral:
53. aspectos epidemiológicos, clínicos, fisiopatológicos e terapêuticos". J Bras Pneumol 35 (9): 899-906.
54. Behera, D. (2010). Textbook of pulmonary medicine (2.ª ed.). Nova Deli: Jaypee Brothers Medical Pub. pp. 391-394.
55. Maskell, Nick; Millar, Ann (2009). Oxford desk reference. Oxford: Oxford University Press. p. 196.
56. Murray e Nadel (2010). Capítulo 37.
57. Vijayan, VK (maio de 2009). "Infecções pulmonares parasitárias". Opinião atual em medicina pulmonar 15 (3): 274-82.
58. Richard K. Root. Francis Waldvogel (1999). Clinical infectious diseases: a practical approach. Nova Iorque, NY [u.a.]: Oxford Univ. Press. p. 833.
59. Ulrich Costabel (2007). Doenças pulmonares parenquimatosas difusas: 47 tabelas([Online-Ausg.] ed.). Basileia: Karger. p. 4.
60. Ranganathan, SC; Sonnappa, S (fevereiro de 2009). "Pneumonia e outras infecções respiratórias". Clínicas pediátricas da América do

Norte 56 (1): 135-56, xi.

61. Dicionário médico ilustrado por Dorland, Elsevier.

62. Gary R. Fleisher, Stephen Ludwig; editores associados, Richard G. Bachur [e outros] (2010). Textbook of pediatric emergency medicine (6ª ed.). Philadelphia: Wolters Kluwer/Lippincott Williams & Wilkins Health. p. 914.

63. Hammer, editado por Stephen J. McPhee, Gary D. (2010). Pathophysiology of disease: an introduction to clinical medicine (6ª ed.). Nova Iorque: McGraw- Hill Medical. pp. Capítulo 4.

64. Fein, Alan (2006). Diagnosis and management of pneumonia and other respiratory infections (2.ª ed.). Caddo, OK : Professional Communications. pp. 28-29.

65. Kumar, Vinay (2010). Robbins e Cotran base patológica da doença (8ª ed.). Philadelphia, PA: Saunders/ Elsevier. pp. Capítulo 15.

66. Lynch, T; Bialy, L; Kellner, JD; Osmond, MH; Klassen, TP; Durec, T; Leicht, R; Johnson, DW (2010-08-06). Huicho, Luis, ed. "Uma revisão sistemática sobre o diagnóstico de pneumonia bacteriana pediátrica: quando o ouro é bronze". PLoS ONE 5 (8) : e11989.

67. Ezzati, editado por Majid; Lopez, Alan D.; Rodgers, Anthony; Murray, Christopher J.L. (2004). Comparative Quantification of Health Risks (Quantificação Comparativa dos Riscos para a Saúde). Genebra: Organização Mundial de Saúde. p. 70.

68. Rambaud-Althaus, C; Althaus, F; Genton, B; D'Acremont, V (abril de 2015). "Caraterísticas clínicas para o diagnóstico de pneumonia em crianças com menos de 5 anos de idade: uma revisão sistemática e meta-análise". The Lancet. Doenças infecciosas 15 (4): 439-50.

69. Lim WS, Baudouin SV, George RC, Hill AT, Jamieson C, Le Jeune I, Macfarlane JT, Read RC, Roberts HJ, Levy ML, Wani M, Woodhead MA; Comité de Diretrizes sobre Pneumonia do Comité de Normas de Cuidados da BTS (outubro de 2009). "Diretrizes da

BTS para o tratamento da pneumonia adquirida na comunidade em adultos: atualização de 2009".Thorax 64 (Suppl 3): iii1-55.

70. 6 8. Saldias, F; Mendez, JI; Ramirez, D; Diaz, O (abril de 2007). "[Valor preditivo da história e do exame físico para o diagnóstico de pneumonia adquirida na comunidade em adultos: uma revisão da literatura]". Revista medica de Chile 135 (4): 517-28.
71. Call, SA; Vollenweider, MA; Hornung, CA; Simel, DL; McKinney, WP (2005-02-23). "Será que este doente está com gripe? JAMA: The Journal of the American Medical Association 293 (8): 987-97.
72. Helms, editores, William E. Brant, Clyde A. (2012-0320). Fundamentos de radiologia diagnóstica (4ª ed.). Filadélfia: Wolters Kluwer/Lippincott Williams & Wilkins. p. 435.
73. Mandell LA, Wunderink RG, Anzueto A, Bartlett JG, Campbell GD, Dean NC, Dowell SF, File TM Jr, Musher DM, Niederman MS, Torres A, Whitney CG; Infectious Diseases Society of America; American Thoracic Society (1 de março de 2007). "Diretrizes de consenso da Infectious Diseases Society of America/American Thoracic Society sobre a gestão da pneumonia adquirida na comunidade em adultos". Doenças Infecciosas Clínicas 44(Suppl 2): S27-72.
74. 7 2.Stedman's medical dictionary. (28ª ed.). Philadelphia: Lippincott Williams & Wilkins. 2006.
75. Dunn, L (29 de junho - 5 de julho de 2005). "Pneumonia: classificação, diagnóstico e gestão de enfermagem". Padrão de enfermagem (Royal College of Nursing (Grã-Bretanha): 1987) 19 (42): 50-4.
76. Organização Mundial de Saúde (2005). Pocketbook of hospital care for children: guidelines for the management of common illnesses with limited resources. Genebra: Organização Mundial de Saúde. p. 72.

77. Anand, N; Kollef, MH (2009), "The alphabet soup of pneumonia: CAP, HAP, HCAP, NHAP, and VAP", Semin Respir Crit Care Med 30(1): 3-9.

78. American Thoracic Society; Infectious Diseases Society of America (2005), "Guidelines for the management of adults with hospital-acquired, ventilator-associated, and healthcare-associated pneumonia", Am J Respir Crit Care Med 171 (4): 388-416.

79. Jefferson, T; Di Pietrantonj, C; Rivetti, A; Bawazeer, GA; Al-Ansary, LA; Ferroni, E (13 de março de 2014). "Vacinas para a prevenção da gripe em adultos saudáveis". Base de dados Cochrane de revisões sistemáticas 3: CD001269.

80. "Influenza sazonal (gripe). Centro de Controlo e Prevenção de Doenças. Acedido em 29 de junho de 2011.

81. Moberley, S; Holden, J; Tatham, DP; Andrews, RM (31 de janeiro de 2013). "Vacinas para a prevenção de infecções pneumocócicas em adultos". Base de dados Cochrane de revisões sistemáticas 1: CD000422.

82. "A pneumonia pode ser prevenida - as vacinas podem ajudar". Centros de Controlo e Prevenção de Doenças. Acedido em 22 de outubro de 2012.

83. Jefferson, T; Demicheli, V; Di Pietrantonj, C; Rivetti, D (19 de abril de 2006). "Amantadina e rimantadina para a gripe A em adultos". Base de dados Cochrane de revisões sistemáticas (2): CD001169.

84. Jefferson, T; Jones, MA; Doshi, P; Del Mar, CB; Hama, R; Thompson, MJ; Spencer, EA; Onakpoya, I; Mahtani, KR; Nunan, D; Howick, J; Heneghan, CJ (10 de abril de 2014). "Inibidores da neuraminidase para a prevenção e tratamento da gripe em adultos e crianças saudáveis". Base de dados Cochrane de revisões sistemáticas 4: CD008965.

85. Gray, DM; Zar, HJ (maio de 2010). "Pneumonia adquirida na

comunidade em crianças infectadas pelo VIH: uma perspetiva global". Opinião Atual em Medicina Pulmonar 16 (3): 208-16.

86. Huang L, Cattamanchi A, Davis JL, den Boon S, Kovacs J, Meshnick S, Miller RF, Walzer PD, Worodria W, Masur H; Estudo Internacional de Pneumonias Oportunistas Associadas ao VIH (IHOP); Estudo do VIH no Pulmão (junho de 2011). "Pneumonia por Pneumocystis associada ao VIH". Actas da Sociedade Torácica Americana 8 (3): 294-300.
87. 8 5.Stern, A; Green, H; Paul, M; Vidal, L; Leibovici, L (1 de outubro de 2014). "Profilaxia da pneumonia por Pneumocystis (PCP) em pacientes imunocomprometidos não-HIV". Base de dados Cochrane de revisões sistemáticas 10: CD005590.
88. Taminato, M; Fram, D; Torloni, MR; Belasco, AG; Saconato, H; Barbosa, DA (novembro-dezembro 2011). "Triagem para Streptococcus do grupo B em mulheres grávidas: uma revisão sistemática e meta-análise". Revista latino-americana de enfermagem 19 (6): 1470-8.
89. Darville, T (outubro de 2005). "Infecções por Chlamydia trachomatis em neonatos e crianças pequenas". Paediatric Infectious Diseases Seminars 16 (4): 235-44.
90. Plano de ação global para a prevenção e controlo da pneumonia (GAPP) (PDF). Organização Mundial de Saúde. 2009.
91. Roggensack, A; Jefferies, AL; Farine, D; Basso, M; Delisle, MF; Hudon, L; Mundle, WR; Murphy-Kaulbeck, LC; Ouellet, A; Pressey, T (abril de 2009). "Gestão do mecónio à nascença". Journal of obstetrics and gynaecology Canada: JOGC = Journal d'obstetrique et gynecologie du Canada: JOGC 31 (4): 353- 4, 355-7.
92. Van der Maarel-Wierink, CD; Vanobbergen, JN; Bronkhorst, EM; Schols, JM; de Baat, C (6 de março de 2012). "Cuidados de saúde

oral e pneumonia por aspiração em idosos frágeis: uma revisão sistemática da literatura". Gerodontologia 30 (1): 3-9.

93. Lassi, ZS; Haider, BA; Bhutta, ZA. (2010). "Zinco
94. para a prevenção da pneumonia em crianças com idades compreendidas entre os 2 meses e os 59 meses". Cochrane Database Syst Rev (12): CD005978.
95. Bradley JS, Byington CL, Shah SS, Alverson B, Carter ER, Harrison C, Kaplan SL, Mace SE, McCracken GH Jr, Moore MR, St Peter SD, Stockwell JA, Swanson JT, Sociedade de Doenças Infecciosas Pediátricas e Sociedade de Doenças Infecciosas da América (2011-08-31). "O tratamento da pneumonia adquirida na comunidade em bebés e crianças com mais de 3 meses: Diretrizes de Prática Clínica da Sociedade de Doenças Infecciosas Pediátricas e da Sociedade de Doenças Infecciosas da América". Doenças Infecciosas Clínicas 53 (7): e25-76.
96. Yang, M; Yan, Y; Yin, X; Wang, BY; Wu, T; Liu, GJ; Dong, BR (28 de fevereiro de 2013). "Fisioterapia torácica para pneumonia em adultos". Base de dados Cochrane de revisões sistemáticas 2: CD006338.
97. Zhang, Y; Fang, C; Dong, BR; Wu, T; Deng, JL (14 de março de 2012). Dong, Bi Rong, ed. "Oxigenoterapia para pneumonia em adultos". Base de dados Cochrane de revisões sistemáticas 3: CD006607.
98. Chang, CC; Cheng, AC; Chang, AB (10 de março de 2014). "Medicamentos de venda livre (OTC) para reduzir a tosse como adjuvante de antibióticos para pneumonia aguda em crianças e adultos". Base de dados Cochrane de revisões sistemáticas 3: CD006088.
99. Haider, BA; Lassi, ZS; Ahmed, A; Bhutta, ZA (5 de outubro de 2011). Bhutta, Zulfiqar A, ed. "Suplementação de zinco como

adjuvante de antibióticos no tratamento da pneumonia em crianças dos 2 aos 59 meses de idade". Base de dados Cochrane de revisões sistemáticas (10): CD007368.

100. Lutfiyya MN; Henley, E; Chang, LF; Reyburn, SW (fevereiro de 2006). "Diagnóstico e tratamento da pneumonia adquirida na comunidade" (PDF). Am Fam Physician 73 (3): 442-50.

101. Eliakim-Raz, N; Robenshtok, E; Shefet, D; Gafter-Gvili, A; Vidal, L; Paul, M; Leibovici, L (12 de setembro de 2012). Eliakim-Raz, Noa, ed. "Cobertura antibiótica empírica de agentes patogénicos atípicos para pneumonia adquirida na comunidade em adultos hospitalizados". Base de dados Cochrane de revisões sistemáticas 9: CD004418.

102. Lee, JS; Giesler, DL; Gellad, WF; Fine, MJ (9 de fevereiro de 2016). "Antibioticoterapia para adultos hospitalizados com pneumonia adquirida na comunidade: uma revisão sistemática". JAMA315 (6): 593602.

103. Siemieniuk, RA; Meade, MO; Alonso-Coello, P; Briel, M; Evaniew, N; Prasad, M; Alexander, PE; Fei, Y; Vandvik, PO; Loeb, M; Guyatt, GH (11 de agosto de 2015). "Terapia com corticosteroides para pacientes hospitalizados com pneumonia adquirida na comunidade: uma revisão sistemática e meta-análise". Anais de Medicina Interna 163: 519-28.

104. Wan, YD; Sun, TW; Liu, ZQ; Zhang, SG; Wang, LX; Kan, QC (janeiro de 2016). "Eficácia e segurança dos corticosteróides para pneumonia adquirida na comunidade: uma revisão sistemática e meta-análise". Chest 149 (1): 209-19.

105. Scalera NM; File, TM (abril de 2007). "Durante quanto tempo devemos tratar a pneumonia adquirida na comunidade?". Opinião atual sobre doenças infecciosas 20 (2): 177-81.

106. American Thoracic Society; Infectious Diseases Society of America (fevereiro de 2005). "Diretrizes para a gestão de adultos com pneumonia adquirida no hospital, associada à ventilação e associada a cuidados de saúde". Am J Respir Crit Care Med 171 (4): 388416.

107. Marik, PE (maio de 2011). "Síndromes de aspiração pulmonar". Opinião atual em medicina pulmonar 17 (3): 14854.

108. O'Connor S (2003). "Pneumonia por aspiração e pneumonite". Australian Prescriber 26(1): 14-7.

109. Behera, D. (2010). Textbook of pulmonary medicine (2.ª ed.). Nova Deli: Jaypee Brothers Medical Pub. pp. 296-297.

110. Cunha (2010). Páginas6-18.

111. Rello, J (2008). "Dados demográficos, diretrizes e experiência clínica em pneumonia grave adquirida na comunidade". Cuidados críticos (Londres, Inglaterra). 12 Suppl 6 (Suppl 6): S2.

112. Yu, H (março de 2011). "Gestão de derrame pleural, empiema e abcesso pulmonar". Seminários de radiologia interventiva 28 (1): 75-86.

113. Cunha (2010). Páginas 250-251.

114. Liu, L; Johnson, HL; Cousens, S; Perin, J; Scott, S; Lawn, JE; Rudan, I; Campbell, H; Cibulskis, R; Li, M; Mathers, C; Black, RE; Grupo de Referência de Epidemiologia da Saúde Infantil da OMS e, UNICEF (9 de junho de 2012). "Causas globais, regionais e nacionais da mortalidade infantil: uma revisão sistemática actualizada para 2010 com tendências temporais desde 2000". Lancet 379 (9832): 2151-61.

115. Rudan, I ; Boschi-Pinto, C ; Biloglav, Z ; Mulholland, K ; Campbell, H (maio de 2008). "Epidemiologia e etiologia da pneumonia infantil". Boletim da Organização Mundial de Saúde 86 (5): 408-16.

116. Garenne M; Ronsmans, C; Campbell, H (1992). "A magnitude da mortalidade por infecções respiratórias agudas em crianças com menos de 5 anos de idade nos países em desenvolvimento". World Health Stat Q45 (2-3): 180-91.

117. OMS (1999). "Vacinas pneumocócicas. Documento de posição da OMS". Wkly. Epidemiol. Rec. 74(23): 177-83.

118. Weiss AJ, Wier LM, Stocks C, Blanchard J (junho de 2014). "Visão geral das visitas ao departamento de emergência nos Estados Unidos, 2011". Resumo estatístico HCUP #174. Rockville, MD: Agência de Pesquisa e Qualidade em Saúde.

119. Feigin, Ralph (2004). Handbook of paediatric infectious diseases (5ª ed.). Filadélfia: W. B. Saunders. p. 299.

120. Hipócrates sobre as doenças agudas wiki link da fonte.

121. Maimónides, Fusul Musa ("Pirkei Moshe").

122. Klebs E (1875-12-10). "Beitrage zur Kenntniss der pathogenen Schistomyceten. VII Die Monadinen" [Sinais de reconhecimento de Schistomyceten patogénicos]. Arch. Exp. Pathol. Pharmakol. 4 (5/6): 40-488.

123. Friedlander C (1882-02-04). "Uber die Schizomyceten bei der acuten fibrosen Pneumonie". Archiv fur pathologische Anatomie und Physiologie und fur klinische Medizin87 (2): 319324.

124. Fraenkel A (1884-04-21). "Uber die genuine Pneumonie, Verhandlungen des Congress fur innere Medicin". Dritter Congress 3: 17-31.

125. Gram C (1884-03-15). "Uber die isolierte Farbung der Schizomyceten in Schnitt- und Trocken-praparaten". Fortschr. Med. 2 (6): 185-9.

126. J.F. Tomashefski, Jr. et al. 2008. Dail and Hammar's pulmonary pathology (3ª ed.). Nova Iorque: Springer. p. 228.

127. William Osler, Thomas McCrae (1920). The principles and

practice of medicine: designed for the use of practitioners and students of medicine (9th ed.). D. Appleton. p. 78.

128. Adams WG; Deaver, KA; Cochi, SL; et al (janeiro de 1993). "Declínio da doença infantil Haemophilus influenzae tipo B (Hib) na era da vacina Hib". JAMA 269 (2): 221-6.

129. Whitney CG; Farley, MM; Hadler, J; et al (maio de 2003). "Declínio na doença pneumocócica invasiva após a introdução da vacina conjugada proteína-polissacarídeo". N. Engl. J. Med. 348(18): 1737-46.

130. "Sítio Web oficial do Dia Mundial da Pneumonia. Sítio Web oficial do Dia Mundial da Pneumonia. Fiinex. Acedido em 13 de agosto de 2011.

131. Hajjeh, Rana; Whitney, Cynthia G. (novembro de 2012). "Apelo à ação no Dia Mundial da Pneumonia". Doenças Infecciosas Emergentes 18(11): 1898-1899.

132. "Quadros de síntese dos dados relativos às componentes do agregado familiar".

133. "Um hospital cobra $8.000 - outro cobra $38.000 - The Washington Post".

134. Welte T, Torres A, Nathwani D (janeiro de 2012). "Carga clínica e económica da pneumonia adquirida na comunidade em adultos na Europa". Thorax 67 (1): 71-9.

135. Yang, M; Yuping, Y; Yin, X; Wang, BY; Wu, T; Liu, GJ; Dong, BR (17 de fevereiro de 2010). "Fisioterapia torácica para pneumonia em adultos". Base de dados Cochrane de revisões sistemáticas (online) (2): CD006338.

136. Sociedade Brasileira de Pneumologia e Tisiologia. I Consenso brasileiro de pneumonias. J Pneumol 1998; 24:101-8.

137. Zhang L, Ferruzzi E, Bonfanti T, et al. Efeito a longo e curto prazo da prednisolona em bebés hospitalizados com bronquiolite

aguda. J Paediatr Child Health 2003; 39:548-51.

138. Mikami R, Murao M, Cugell DW, et al. Simpósio internacional sobre sons pulmonares. Sinopse das actas. Chest 1987; 92:342-5.

139. Mcllwaine M. Chest physical therapy, breathing techniques and exercise in children with CF, Pediatr Resp Rev. 2007; 8 (1): pp. 8-16.

140. Holland A, Denehy L, Ntoumenopoulos G, Naughton M, Wilson J. Non-invasive ventilation assists chest physiotherapy in adults with acute exacerbations of cystic fibrosis. Thorax. 2003; 58 (10): 880-884.

141. Hill SL, Webber B. Mucus transport and physiotherapy - a new series. Eur Respir J. 1999; 13(5): 949-950.

142. Mathews B, Shah S, Cleveland RH, Lee EY, Bachur RG. Preditores clínicos de pneumonia em crianças com sibilância. Int J Pediatr. 2009; 124 (1): e29-e36.

143. Slonim AD. Não utilizar a fisioterapia torácica (FTC) na bronquiolite, não é útil: excerto de avoiding common pediatric errors. Williams & Wilkins. 2008: ISBN: 0-7817- 7489. Disponível em http://www.wrongdiagnosis.com.

144. Susan R, Hintz MD. Técnicas terapêuticas de fisioterapia torácica em neonatos Neoreviews. 2004; 5 (12); 534-535.

145. Oermann CM, Swank PR, Sockrider MM. Validation of an instrument measuring patient satisfaction with chest physiotherapy, Chest. 2000 ; 118 (10) : 92-97.

146. Saez L, Lorens X, Castatano E, Null D. Segurança e farmacocinética do anticorpo monoclonal humanizado intramuscular contra o vírus sincicial respiratório em bebés prematuros e bebés com displasia broncopulmonar. Pediatr infect Dis J. 2007; 17: 787-91.

147. Paludo C, Zhang L, Lincho CS, Lemos DV, Real GG, Bergamin JA. Fisioterapia torácica para crianças hospitalizadas com pneumonia aguda: um estudo controlado randomizado, Thorax. 2008; 63, 791-794.

148. Janice Luisa Lukrafka, Sandra C Fuchs, e Gilberto Bueno Fischer, et al. Chest physiotherapy in pediatric patients hospitalized with community-acquired pneumonia: a randomized clinical trial, Arch Dis Child publicado online em 21 de setembro de 2012. Doi: 10.1136/archdischild-2012-302279.

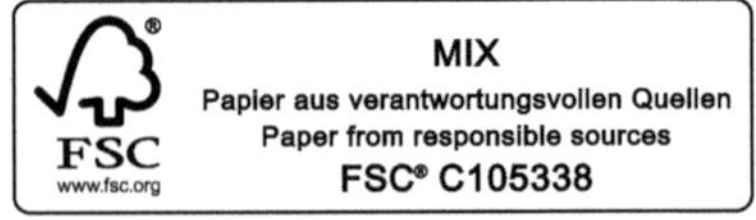

Printed by Books on Demand GmbH, Norderstedt / Germany